TESTUNIVERSITARI

LE COLLANE — ALPHA TEST

GLI SPILLI
Oltre 180 tascabili a colori, per fissare le idee sulle materie fondamentali, di attualità, cultura e lingue straniere. Ideali per la maturità e i primi anni di università.

STRUMENTI DIDATTICI
Guide per l'aggiornamento e l'attività didattica di insegnanti, orientatori e psicologi sui temi dell'orientamento e dei test a risposta multipla.

MATURITÀ
Volumi che raccolgono i temi d'esame della prova scritta dei licei scientifici, risolti e commentati.

ORIENTAMENTO
Guide aggiornate per la scelta degli studi post-diploma e per l'inserimento nel mondo del lavoro.

TESTUNIVERSITARI
Manuali ed eserciziari specifici per la preparazione ai test di ammissione di tutte le facoltà universitarie.

PASSEPARTOUT
Volumi monodisciplinari utili per la preparazione ai test di concorsi pubblici, selezioni aziendali, concorsi dell'Unione Europea, concorsi militari, ammissione all'università e ai master.

TESTPROFESSIONALI
Oltre 40 manuali ed eserciziari per prepararsi alle prove di selezione previste per l'accesso e l'abilitazione a specifiche professioni (promotore finanziario, vigile urbano, fisioterapista, infermiere ecc.).

LAVORO&CARRIERA
Guide pratiche su temi di informatica e sales management utili per svolgimento delle professioni aziendali: ideali per direttori e manager di impresa.

CONCORSI&ESAMI
Volumi completi con teoria ed esercizi per prepararsi alle prove scritte e orali dei concorsi pubblici e degli esami di Stato (commercialista, psicologo, avvocato, architetto ecc.).

STUDI PROFESSIONALI
La prima collana pensata per i professionisti (avvocati, commercialisti, notai), dedicata alla comunicazione e al marketing, al management, alla gestione delle relazioni.

TESTMILITARI
Manuali ed eserciziari specifici per la preparazione alle prove di ammissione alle Accademie militari e alle Forze Armate.

I NUOVI CODICI
Mini-codici di comoda consultazione in udienza, in ufficio e durante le lezioni universitarie, aggiornati alla legislazione di riferimento.

METEO
Collana curata dal colonnello Mario Giuliacci e realizzata da meteorologi professionisti. I volumi coniugano l'approccio divulgativo con il rigore scientifico.

UPPA
Piccoli volumi dedicati ai genitori che vogliono approfondire gli aspetti più delicati della crescita dei propri bambini (0-6 anni): dall'alimentazione ai principali disturbi.

S.O.S. LINGUE
Piccoli volumi per un soccorso immediato quando ci si trova all'estero: dialoghi modello, frasari per le situazioni più comuni e per gli imprevisti, indicazioni per la pronuncia e agili glossari.

AlphaTest Medicina

PROVE UFFICIALI RISOLTE E COMMENTATE

edizioni
Alpha Test

via Mercalli 14 – 20122 Milano (Italy)

tel. 02 5845981 – fax 02 58459896

servizi@alphatest.it

www.alphatest.it5rr

ISBN: 978-88-483-1928-7

Undicesima edizione: gennaio 2017

Prima edizione: febbraio 2006

Copertina e illustrazioni interne a cura dell'Ufficio Grafico Alpha Test
Marina Ilacqua e Katia Lerario.

Stampato da L.E.G.O. S.p.a., Lavis (Trento)
per conto di Alpha Test S.r.l.
nel gennaio 2017

INDICE

Introduzione

Da oltre vent'anni tutti coloro che vogliono iscriversi ai corsi di laurea di Medicina, Odontoiatria e Veterinaria devono superare una selezione basata su un test con domande a risposta multipla. Il numero programmato, che coinvolge tutti i corsi dell'area medico-sanitaria è stabilito dalla legge 264 del 1999, riportata in appendice, che disciplina le attuali "Norme in materia di accessi ai corsi universitari".

Con riferimento ai corsi a numero programmato a livello nazionale definiti per legge il programma dettagliato degli argomenti su cui vertono le domande del test viene ogni anno reso noto dal ministero dell'Istruzione, dell'Università e della Ricerca attraverso un apposito decreto, che stabilisce inoltre il numero di posti disponibili per ciascun corso di laurea nelle diverse sedi e i criteri in base ai quali vengono valutati i candidati e corretti i test (a titolo esemplificativo, si riporta in appendice il decreto in base al quale sono state realizzate e svolte le prove del 2016 – insieme a quelle degli anni precedenti – nel presente volume).

A partire dall'anno accademico 2011-2012 tale decreto ha previsto per Medicina e Odontoiatria una **prova selettiva unica** sul territorio nazionale da svolgersi nello stesso giorno; anche per l'anno accademico 2015-2016 la prova è stata unica e ha dato origine a **due graduatorie distinte**, una per i candidati al corso di laurea in Medicina e una per i candidati al corso in Odontoiatria.

Nel 2015 gli studenti hanno indicato, nella fase di iscrizione al test, se intendevano candidarsi per medicina o per odontoiatria o per entrambi e contestualmente hanno scelto l'ordine di preferenza della sede universitaria presso la quale frequentare se classificati in posizione utile in graduatoria; come prima scelta il Ministero ha considerato proprio la sede presso la quale ciascun candidato si è iscritto per sostenere il test; gli studenti hanno potuto indicare, in ordine di interesse, tutte le sedi previste sia per il corso di odontoiatria sia per il corso di medicina.

Il test del 2016 per i candidati a Medicina e Odontoiatria è composto da **60 quesiti a risposta multipla** con **5 alternative** di cui una sola esatta; le discipline oggetto del test sono:

- ragionamento logico 20 quesiti
- cultura generale 2 quesiti
- biologia 18 quesiti
- chimica 12 quesiti
- fisica e matematica 8 quesiti

Rispetto all'anno precedente sono diminuiti i quesiti di **cultura generale** e di **ragionamento logico** e sono aumentati i quesiti di **biologia** e di **chimica**.

Le prove di ammissione prevedevano un **tempo massimo di svolgimento pari a 100 minuti**, quindi una media **100 secondi** a quesito. Nella valutazione delle prove, è stato assegnato 1,5 punti per ogni risposta esatta, una penalità pari a – 0,4 punti per ogni risposta errata e 0 punti per ogni risposta omessa; la valutazione del test prevedeva dunque un punteggio massimo pari a 90 punti. Era infine prevista la possibilità di effettuare correzioni nella schede per le risposte.

Il decreto 2016-2017 ha confermato la **soglia** di punteggio minima, **pari a 20 punti** al di sotto della quale non si è ammessi anche in presenza di posti disponibili.
Sulla base di quanto sopra esposto, appare evidente l'utilità del presente volume, che per primo offre a tutti coloro che desiderano accedere ai corsi di Medicina le prove ufficiali degli ultimi 5 anni interamente risolte e commentate. Oltre dunque a chiarire con esattezza la natura e il grado di difficoltà delle prove, il commento esplicativo proposto per ciascuna domanda permette di richiamare subito le conoscenze e la migliore strategia richiesta per giungere alla soluzione, offrendo già un primo ripasso dell'argomento in esame.
Per un lavoro di preparazione completo e mirato al superamento delle prove di ammissione dell'area medica, si ricordano gli altri **volumi specifici** della collana *TestUniversitari*, **Alpha Test Academy**, il nuovo programma on line di assistenza personalizzata allo studio e i **corsi** che Alpha Test organizza nelle principali città universitarie (ulteriori informazioni in merito sono riportate più avanti e sul sito www.alphatest.it).
L'acquisto di ogni libro della collana *TestUniversitari* dà anche diritto a svolgere gratuitamente numerose simulazioni del test ufficiale sul sito **www.testonline.it** con il commento di tutti i quesiti. Per le istruzioni si rimanda alle indicazioni riportate nell'apposita pagina in fondo al volume.

Alpha Test Academy

Alpha Test Academy è il nuovo sistema di assistenza on line personalizzata che guida e aiuta lo studente nella preparazione ai test per Medicina/Odontoiatria e Veterinaria. Per ciascuna delle materie e degli argomenti previsti al test, il programma valuta il livello di preparazione dello studente, propone in modo adattivo numerose batterie di domande con difficoltà differenziata e offre migliaia di spiegazioni e commenti multimediali (link, video, tutorial e rimandi a specifici richiami di teoria). Il materiale e l'assistenza offerti da Alpha Test Academy consentono di chiarire via via ogni quesito e dubbio individuale anche attraverso un canale diretto con i docenti Alpha Test e di migliorare progressivamente le proprie conoscenze e capacità in vista del test ufficiale. Alpha Test Academy assiste in ogni momento lo studente in un lavoro di preparazione mirato e specifico e rappresenta quindi un'utile integrazione al manuale di preparazione o a un corso Alpha Test in aula. Alpha Test Academy è un ambiente interattivo, con gruppi di studio virtuali e forum di discussione per un confronto diretto. Inoltre, fornisce un costante aggiornamento sulle novità normative e sui test ufficiali.
Per l'acquisto di Alpha Test Academy è previsto uno sconto importante per chi già possiede questo volume o è iscritto a un corso Alpha Test. Per maggiori informazioni o per provare la demo gratuita: **alphatest.it**

Corsi

Per la preparazione alle prove di ammissione, oltre ai volumi della collana *TestUniversitari* e ad Alpha Test Academy, Alpha Test organizza per gli studenti più motivati numerosi **corsi** di durata differenziata (da pochi giorni di corso ad alcuni mesi). Frequentare un corso Alpha Test consente di completare, perfezionare e consolidare la propria preparazione grazie ai seguenti punti di forza:

1. **la didattica interattiva.** Ciascun corso prevede cicli di lezioni e di esercitazioni dedicate al ripasso di tutti gli argomenti oggetto d'esame. Gli studenti possono beneficiare della professionalità di docenti con un'esperienza d'insegnamento unica in Italia, maturata in oltre 28 anni di attività di Alpha Test nel campo specifico della preparazione ai test universitari;

2. **il materiale supplementare consegnato ai corsi.** Durante le lezioni, a ciascun partecipante viene fornito materiale di studio e di esercitazione aggiuntivo rispetto ai volumi consegnati al momento dell'iscrizione. Si tratta di materiale estremamente aggiornato e specifico per la struttura e i contenuti del test che si deve affrontare;
3. **l'esperienza "sul campo".** In ciascun corso vengono svolte più simulazioni d'esame per mettersi alla prova e per confrontare la propria preparazione con quella di altri candidati. I docenti Alpha Test sono in grado inoltre di indicare a ogni candidato il punteggio orientativo che occorre conseguire per accedere al corso universitario prescelto.

Infine, chi desidera prepararsi al test di ammissione senza rinunciare a divertimento e nuove amicizie può partecipare a una delle **vacanze-studio Alpha Test** (per informazioni: **alphatest.it/Corsi**).

Test di autovalutazione online

Su **alphatest.it/Test-di-ammissione** è possibile misurare il proprio livello di preparazione; il test gratuito prevede 20 domande tratte dai test ufficiali degli ultimi anni da risolvere in 20 minuti ed è finalizzato ad aiutare il candidato a impostare al meglio il percorso di studio.

Test ufficiali commentati e ultimi aggiornamenti disponibili su alphatest.it

Sul sito **alphatest.it** si possono scaricare gratuitamente i test ufficiali degli ultimi anni con tutte le soluzioni e i **commenti esplicativi dei singoli quesiti**. In particolare nella sezione "approfondimenti" all'indirizzo **alphatest.it/Test-di-ammissione** sono disponibili i test ufficiali dei corsi di laurea in Medicina/Odontoiatria e Veterinaria.

Sulla stessa pagina vengono costantemente pubblicati gli aggiornamenti normativi sui test con le eventuali integrazioni agli argomenti e ai programmi d'esame.

App per iPhone e iPad

Per coloro che possiedono i dispositivi mobili iPhone e iPad sono disponibili le App di esercitazione del test d'ammissione per tutti i corsi a numero programmato. Ciascuna App contiene oltre 580 quesiti tratti dalle prove ufficiali, con soluzioni commentate dagli esperti Alpha Test. È possibile comporre un numero illimitato di prove simulate e analizzare i risultati anche in forma grafica.

Segui Alpha Test anche sui social network

Diventare fan della pagina Alpha Test su Facebook o seguire l'account @alpha_test su Twitter significa essere informati in tempo reale su tutto quello che riguarda i test, confrontarsi con migliaia di fan e ricevere aggiornamenti e consigli dai docenti. Alpha Test è anche su Google+, LinkedIn, Youtube.

Mailing list

Ti segnaliamo infine che, registrandoti su alphatest.it, puoi entrare a far parte della nostra mailing list: potrai così ricevere aggiornamenti in tempo reale sui test, suggerimenti su come prepararti al meglio e approfittare di sconti e promozioni esclusive.

Il parere dei lettori è importante

Per continuare a migliorare la qualità delle proprie pubblicazioni, Alpha Test considera estremamente prezioso il parere dei propri lettori ai quali chiede la cortesia di esprimere un giudizio su questo libro nell'apposita sezione "Valuta un libro" del sito alphatest.it. Per ogni valutazione ricevuta Alpha Test devolverà2 euro alla **Fondazione Francesca Rava–NPH Italia Onlus** che aiuta i bambini orfani, abbandonati, ammalati in Italia e nei paesi più poveri del mondo (www.nphitalia.org).

La ringraziamo anticipatamente per la collaborazione.

Per informazioni aggiornate sui libri di Alpha Test i lettori possono visitare il sito internet www.alphatest.it o richiedere il catalogo gratuito a:

Alpha Test S.r.l.
via Mercalli, 14 – 20122 Milano
tel. 025845981 – fax 0258459896
servizi@alphatest.it

Indicazioni per i partecipanti ai corsi Alpha Test

Alpha Test:

- è **la prima** società in Italia specializzata nel preparare gli studenti ai test di ammissione all'università;
- è **l'unica** organizzazione che può vantare un'esperienza di 30 anni e migliaia di corsi già organizzati su tutto il **territorio nazionale**;
- i risultati di chi sceglie Alpha Test sono gli unici attestati da una primaria società di indagini di mercato da cui risulta che l'**84%** degli ammessi a medicina si è preparato con Alpha Test;
- dal 1987 a oggi ha **preparato con successo** ai test universitari **decine di migliaia di studenti** che si sono trovati in vantaggio rispetto alle altre aspiranti matricole;
- propone **corsi** con durata, programmi e costi differenziati a seconda della prova di selezione e delle esigenze dei singoli studenti, comprese **vacanze-studio** e **corsi residenziali**;
- vanta un corpo docente composto da oltre 160 esperti rigorosamente selezionati e costantemente formati: docenti e ricercatori universitari, professionisti e insegnanti con un'**esperienza didattica unica** e **specifica** nel campo della preparazione ai test universitari;
- ha sviluppato, per prima in Italia, una **metodologia didattica innovativa** e specifica per affrontare le prove a test;
- effettua l'analisi e la discussione in aula delle **prove ufficiali** utilizzate dalle università negli anni passati;
- sottopone ai partecipanti ai corsi numerose **prove simulate** che vengono corrette individualmente mediante l'uso di **lettori ottici** simili a quelli per le correzioni dei test ufficiali; ciò consente ai partecipanti di verificare in tempo reale il proprio livello di preparazione e di apprendimento;
- ha sviluppato una collana di volumi specifici per i diversi test di ammissione, già scelti da oltre due milioni di studenti e **forniti ai partecipanti ai corsi** all'atto dell'iscrizione;
- mette a disposizione degli studenti un servizio di esercitazione *on line* – all'indirizzo **testonline.it** – dove è possibile simulare i test di ammissione ai singoli corsi di studio.

Quanto premesso, unitamente ai risultati conseguiti dai partecipanti alle passate edizioni, ci consente di affermare che prepararsi a un test di ammissione frequentando lo specifico corso Alpha Test rappresenta la scelta migliore per chi è veramente motivato ad accedere al corso universitario desiderato e aumenta fino a sette volte la probabilità di ammissione rispetto a quella degli altri candidati.

Alpha Test e il suo corpo docente mettono a disposizione l'esperienza maturata e forniscono tutto l'aiuto necessario affinché i propri studenti possano prepararsi nel modo più rapido, completo ed efficace alla prova di selezione. Per accrescere ulteriormente la probabilità di successo **è essenziale anche l'impegno** degli studenti sotto forma di studio e di esercitazione **prima** e **durante** lo svolgimento del corso. Per facilitare la preparazione preliminare, Alpha Test consegna, già all'atto dell'iscrizione, i volumi MANUALE DI PREPARAZIONE, ESERCIZI COMMENTATI, PROVE DI VERIFICA e 8.000 QUIZ (quest'ultimo solo per i corsi di maggior durata). Consigliamo di leggere questi libri (o almeno il manuale) prima dell'inizio del corso con l'obiettivo di acquisire almeno una conoscenza di base degli argomenti trattati. Questa raccomandazione vale in particolar modo per chi sceglie di frequentare uno dei corsi Alpha Test di durata minore.

Sempre al momento dell"iscrizione al corso, Alpha Test fornisce una guida operativa con istruzioni e consigli utili per avviare la preparazione anche prima dell'inizio delle lezioni e con importanti informazioni sul test di ammissione di interesse dello studente.

Durante il corso l'attenzione viene focalizzata in modo specifico sulle tipologie di quesiti previsti nella prova di ammissione di interesse. Viene inoltre esaminato e discusso con i docenti un consistente numero di esercizi diversi da quelli presenti nei libri e contenuti in apposite dispense aggiornate ogni anno e distribuite durante il corso esclusivamente ai partecipanti.

Informazioni e modalità di iscrizione ai corsi Alpha Test

Le iscrizioni ai corsi Alpha Test per la preparazione ai test di ammissione universitari sono sempre aperte sino all'esaurimento dei posti disponibili (i corsi sono riservati a un numero limitato di partecipanti per garantire le migliori condizioni di apprendimento); le informazioni aggiornate relative al calendario e alla quota di partecipazione di ciascun corso sono disponibili su alphatest.it o chiamando il numero verde 800 017 326.

Per chi ha già acquistato **presso un centro Alpha Test** l'ultima edizione dei libri in dotazione al corso, è prevista una riduzione della quota di iscrizione al corso pari al 100% del prezzo di copertina dei libri; se i libri sono stati acquistati **in libreria** tale riduzione è invece pari al 50% del prezzo di copertina.

L'iscrizione ai corsi e l'acquisto dei libri Alpha Test possono essere effettuati:

- **su Internet** all'indirizzo **alphatest.it/Corsi**;
- **telefonicamente**, chiamando il numero verde 800 017 326;
- presso uno dei **centri Alpha Test** (per conoscere il più vicino visitare il sito **alphatest.it/Corsi** o chiamare il numero verde 800 017 326);
- **compilando l'apposito modulo** di iscrizione scaricabile da alphatest.it, o richiedendolo al numero verde 800 017 326 o scrivendo a servizi@alphatest.it.

I libri Alpha Test si possono acquistare anche presso le **migliori librerie** di tutta Italia.

Chi desidera ricevere, gratuitamente e senza impegno, materiale informativo relativo ai corsi e/o ai libri Alpha Test, può visitare il sito internet **alphatest.it** o richiedere il catalogo gratuito a:

Alpha Test S.r.l.
via Mercalli, 14 – 20122 Milano
tel. 02 58 45 981 – fax 02 58 45 98 96
servizi@alphatest.it

Suggerimenti per affrontare al meglio il test

Per affrontare al meglio un test a risposta multipla è importante conoscere preventivamente le modalità di svolgimento e la natura delle diverse tipologie di esercizi, nonché le opportune "strategie" per valorizzare al massimo le proprie conoscenze e potenzialità.

I criteri adottati dalle università italiane per selezionare i candidati ai corsi universitari sono di tipo **comparativo**. Cioè per superare la selezione, **lo studente deve figurare tra i migliori** nella graduatoria dei candidati. In altre parole, per superare la selezione occorre svolgere il test di ammissione meglio di un certo numero di altri candidati. Dal 2011 i test di ammissione a base nazionale prevedono anche una soglia minima qualificante di 20 punti.

Prima di addentrarsi nell'analisi dei contenuti dei test e degli esercizi che li compongono, è opportuno considerare alcuni suggerimenti apparentemente banali, ma utili al fine di ottimizzare il risultato nella prova di ammissione.

Bando di concorso e informazioni sulla selezione

Il primo suggerimento di carattere generale è quello di **prestare grande attenzione a tutte le informazioni fornite dall'università e contenute nel bando di concorso**: esse sono infatti, insieme alle disposizioni del Ministero, le uniche informazioni **ufficiali** relative alle norme, alle modalità di selezione, alla struttura e ai contenuti della prova che regola l'ammissione al corso di studi scelto.

Regolamento e istruzioni

In sede d'esame, prima ancora dell'inizio della prova, vengono consegnate ai candidati le **norme alle quali attenersi durante l'intero svolgimento del test**. Tali norme riguardano, per esempio, il tempo a disposizione per lo svolgimento della prova, le modalità con cui indicare le risposte sull'apposita scheda e altre indicazioni su come comportarsi in sede d'esame e al termine del test. È necessario attenersi a tali informazioni per evitare di commettere errori banali (quale, per esempio, la compilazione errata della scheda per le risposte), che potrebbero compromettere l'esito della prova e quindi l'ammissione all'università.

In alcuni casi, all'interno del test gli esercizi sono preceduti da **istruzioni circa le modalità di risoluzione** dei quesiti e a volte anche da un esempio risolto. È importante in questi casi non aver fretta di cominciare a risolvere i quesiti, ma dedicare la massima attenzione alla lettura di queste istruzioni, indispensabili per capire la logica degli esercizi e per rispondere correttamente alle domande.

Domande a risposta multipla

I test che vengono utilizzati per l'ammissione all'università sono costituiti da domande **chiuse**, le cui risposte sono cioè predefinite: il candidato deve individuare la sola risposta esatta tra le alternative proposte. Per rispondere a una domanda *aperta* (non corredata da risposte prefissate) come per esempio "Qual è la capitale della Colombia?", occorre conoscere le informazioni necessarie alla formulazione della risposta. Nel caso di *domande a scelta multipla* è invece possibile procedere anche in maniera diversa.

Si ipotizzi, per esempio, di dover rispondere al medesimo quesito, però a risposta multipla.

---

1 Qual è la capitale della Colombia?

A Delhi
B Buenos Aires
C Bogotá
D Brasilia
E Santiago

In questo caso è possibile determinare la risposta corretta procedendo in due modi distinti:

1. ragionando come se si trattasse di una domanda aperta: sapendo che la capitale della Colombia è Bogotá, si individua direttamente la risposta corretta (C) senza valutare le altre risposte proposte;
2. se, al contrario, non si conosce la risposta alla domanda, ma si ricordano gli altri accoppiamenti Paese/capitale, è possibile individuare la risposta corretta eliminando le alternative errate: sapendo che Delhi è la capitale dell'India, Buenos Aires dell'Argentina, Santiago del Cile e Brasilia del Brasile, per esclusione si può concludere che la risposta esatta è la C.

In altre parole, per rispondere correttamente a una domanda a scelta multipla non è sempre strettamente necessario conoscere la risposta esatta: a volte la soluzione può essere individuata indirettamente, escludendo le alternative errate.

Nel caso in cui, procedendo per esclusione, il candidato non riesca a eliminare tutte le alternative errate, il metodo di risposta per eliminazione permette comunque di aumentare le probabilità di individuare la risposta corretta: l'esclusione di una o più risposte riduce il numero delle alternative tra cui si rimane incerti e quindi incrementa la probabilità di individuare l'alternativa corretta anche rispondendo in modo casuale.

Un altro aspetto che caratterizza le prove a test è il fatto che l'assegnazione dei punteggi si basa solo ed esclusivamente sulle risposte indicate sull'apposita scheda: non hanno quindi alcuna rilevanza eventuali spiegazioni o giustificazioni alle risposte date e questo rappresenta un'ulteriore differenza importante rispetto ad altri tipi di valutazione.

Valore dei quesiti e gestione del tempo

Nei test di ammissione ai quali questo libro si rivolge **tutti gli esercizi hanno lo stesso valore**: è dunque necessario evitare di dedicare eccessivi sforzi e tempo per risolvere un quesito particolarmente complesso.

Poiché ogni risposta giusta fa "guadagnare" lo stesso punteggio, a parità di tempo impiegato conviene risolvere due esercizi semplici piuttosto che uno complesso.

Come i partecipanti ai corsi Alpha Test hanno modo di sperimentare durante lo svolgimento delle prove simulate, il tempo rappresenta uno dei fattori critici per affrontare con successo un test di ammissione. Infatti, le prove sono spesso progettate e formulate in modo tale da permettere solo ai più preparati e ai più veloci di terminare nel tempo concesso la totalità dei quesiti.

È dunque fondamentale impiegarlo razionalmente, calcolando, prima di iniziare la prova, il tempo medio a disposizione per ogni quesito (dato ovviamente dal tempo complessivo diviso per il numero di esercizi), ed evitando di dedicare ai singoli quesiti un tempo eccessivamente superiore a quello medio. Il suggerimento generale è di non superare il tempo medio nello svolgimento di un singolo esercizio, per più del 20%. Questa dilazione per i quesiti complessi viene infatti facilmente compensata dalla presenza di numerosi quesiti di natura nozionistica di veloce risoluzione.

Se dunque il tempo complessivo per il test è di 100 minuti e il numero di esercizi da risolvere è pari a 60, il tempo medio per quesito è pari a 1 minuto e 40 secondi (100 secondi). Bisogna quindi cercare di non dedicare più di due minuti allo svolgimento del singolo quesito. Avvicinandosi a tale tempo limite, se non si è prossimi alla soluzione, è opportuno passare alla domanda successiva.

L'obiettivo da raggiungere è rispondere correttamente al maggior numero possibile di esercizi; si consiglia quindi, compatibilmente con i vincoli imposti dalle modalità di svolgimento della prova, di affrontare prima gli esercizi che si ritiene di saper risolvere più facilmente e velocemente, per passare poi a quelli più complessi che richiedono un dispendio di tempo maggiore.

> Il consiglio, ove possibile, è di evidenziare con un opportuno segno di riconoscimento tali quesiti sul fascicolo contenente il test: sarà così possibile ritrovarli velocemente in un secondo momento. Lo stesso consiglio vale per le domande a cui si è data una risposta che, compatibilmente con il tempo a disposizione, si vorrebbe verificare prima del termine della prova.

Scelta casuale della risposta?

La valutazione dei test avviene mediante l'attribuzione di un punteggio positivo per le risposte corrette (generalmente un punto per ogni risposta esatta) e, in molti casi, l'attribuzione di un punteggio negativo per ogni risposta errata (generalmente quantificato in una frazione di punto). Ai quesiti omessi, a cui cioè non si è risposto, viene di solito attribuito un punteggio nullo.

L'edizione 2016 dei test ai quali questo volume si rivolge prevede quesiti con 5 alternative e la seguente attribuzione di punteggi:

- risposta esatta: + 1,5
- risposta errata: – 0,4
- risposta omessa: 0

La penalità sulle risposte errate ha lo scopo di annullare il punteggio positivo che, statisticamente, il candidato potrebbe conseguire rispondendo a caso in assenza di tale penalità.

Si supponga di non conoscere le risposte di 60 quesiti (con 5 risposte alternative ciascuno) della prova. Scegliendo a caso (e ragionando statisticamente) si risponderebbe in modo corretto a un esercizio ogni 5, ossia in totale a 12 esercizi (60/5 ossia 60 diviso 5) e si sbaglierebbero i restanti 48 quesiti. Il punteggio totalizzato sarebbe dunque:

- Risposte esatte: $12 \times (+1,5) = +18$
- Risposte errate: $48 \times (-0,4) = -19,2$
- Risposte nulle: $0 \times 0 = 0$
- Punteggio totale: $18 - 19,2 = -1,2$

Si otterrebbe quindi un punteggio negativo: è quindi **sconsigliato rispondere a caso quando si è indecisi tra cinque alternative**.

È evidente però che il punteggio totalizzato rispondendo casualmente potrà essere tanto maggiore quanto minore sarà il numero di alternative tra cui si è indecisi e quanto minore è la penalità attribuita alle risposte errate. Il numero delle alternative tra cui si è indecisi non coincide necessariamente con quello delle alternative esistenti. Se, per esempio, le alternative proposte sono 5, ma si riesce a scartarne una perché si sa che è errata, il numero da considerare per il confronto con la penalizzazione è 4 (cioè 5 – 1).

In questa circostanza rispondendo a caso si risponderebbe in modo corretto a 15 esercizi (60/4) e si sbaglierebbero i restanti 45 quesiti:

- Risposte esatte: $15 \times (+1{,}5) = +22{,}5$
- Risposte errate: $45 \times (-0{,}4) = -18$
- Risposte nulle: $0 \times 0 = 0$
- Punteggio totale: $22{,}5 - 18 = +4{,}5$

Quindi, con le regole in uso nel 2016, è sufficiente scartare almeno una alternativa per rendere statisticamente conveniente rispondere a caso al quesito.

Scheda per le risposte e correzioni

Una volta individuata la risposta corretta a un quesito, il candidato deve segnarla su un'apposita *scheda per le risposte* (si veda l'esempio riportato nella pagina seguente), distinta dal fascicolo contenente gli esercizi. Si tratta cioè di segnare la risposta esatta in corrispondenza del numero dell'esercizio appena risolto.

Per la correzione delle schede vengono utilizzati *elaboratori elettronici* dotati di *lettori ottici*, il candidato deve quindi rispondere contrassegnando in modo opportuno lo spazio (un "cerchietto" o "quadratino") corrispondente all'alternativa ritenuta esatta.

Nelle prove per l'accesso a Medicina, Odontoiatria e Veterinaria degli ultimi anni era consentito effettuare correzioni sulla scheda delle risposte. È comunque consigliabile **limitare al minimo le correzioni**.

Si riporta di seguito un modello di tale scheda con l'indicazione di come effettuare le correzioni. Sia la scheda sia il metodo di correzione potrebbero cambiare in futuro ed è quindi importante leggere e seguire attentamente le istruzioni e le procedure di svolgimento della prova.

Sulle schede per le risposte sono solitamente presenti aree (con cerchi neri, codici a barre o altro) indispensabili al corretto funzionamento del sistema ottico di lettura e correzione. All'interno di tali aree è importante non apporre alcun segno di scrittura che potrebbe pregiudicare il corretto funzionamento del lettore.

Si raccomanda quindi di non apporre alcun segno al di fuori delle caselle previste e di non sgualcire o piegare la scheda.

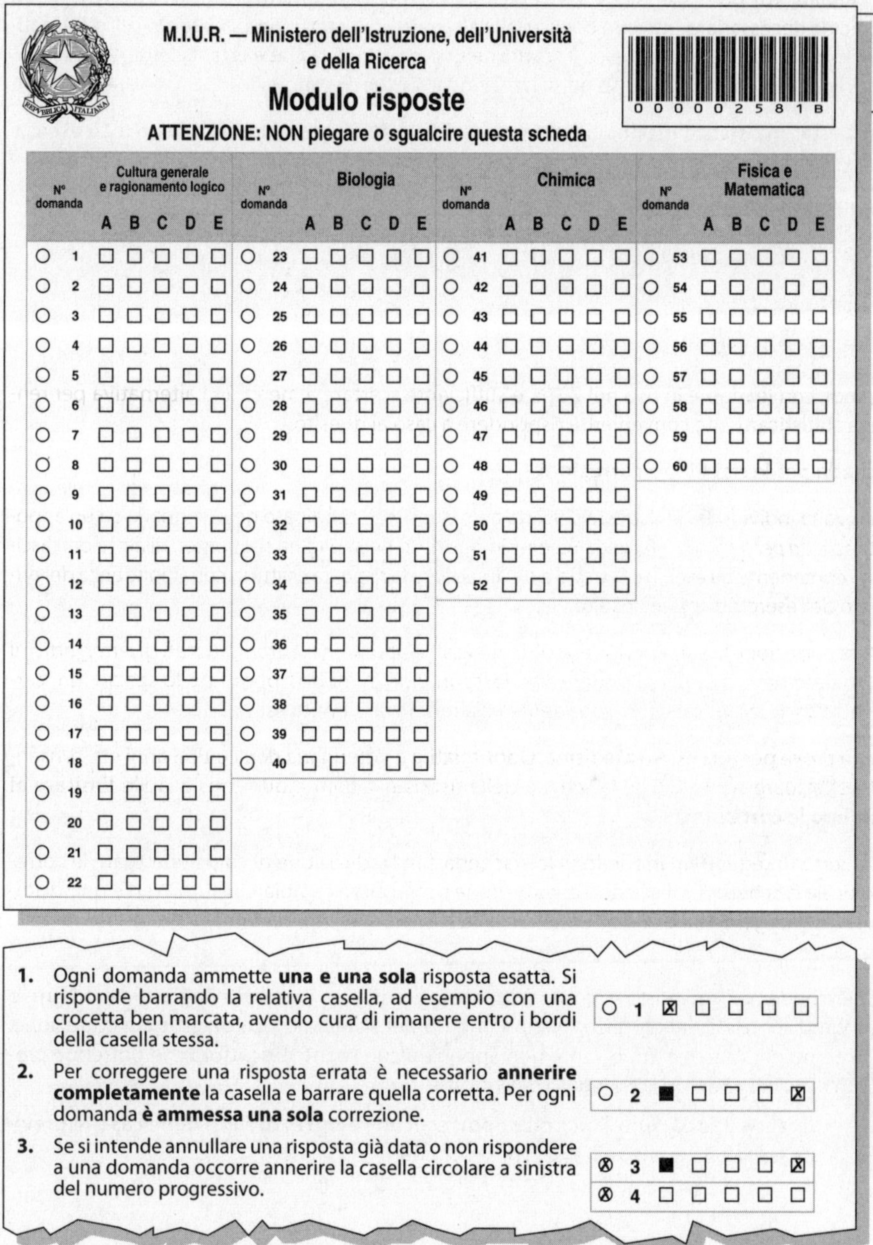

M.I.U.R. — Ministero dell'Istruzione, dell'Università e della Ricerca

Modulo risposte

0 0 0 0 0 2 5 8 1 B

ATTENZIONE: NON piegare o sgualcire questa scheda

N° domanda	Cultura generale e ragionamento logico A B C D E	N° domanda	Biologia A B C D E	N° domanda	Chimica A B C D E	N° domanda	Fisica e Matematica A B C D E
1		23		41		53	
2		24		42		54	
3		25		43		55	
4		26		44		56	
5		27		45		57	
6		28		46		58	
7		29		47		59	
8		30		48		60	
9		31		49			
10		32		50			
11		33		51			
12		34		52			
13		35					
14		36					
15		37					
16		38					
17		39					
18		40					
19							
20							
21							
22							

1. Ogni domanda ammette **una e una sola** risposta esatta. Si risponde barrando la relativa casella, ad esempio con una crocetta ben marcata, avendo cura di rimanere entro i bordi della casella stessa.
2. Per correggere una risposta errata è necessario **annerire completamente** la casella e barrare quella corretta. Per ogni domanda **è ammessa una sola** correzione.
3. Se si intende annullare una risposta già data o non rispondere a una domanda occorre annerire la casella circolare a sinistra del numero progressivo.

○	1	☒	☐	☐	☐	☐
○	2	■	☐	☐	☐	☒
⊗	3	■	☐	☐	☐	☒
⊗	4	☐	☐	☐	☐	☐

Fig. 1. Esempio di scheda delle risposte con possibilità di correzione ed estratto di istruzioni per la corretta compilazione della scheda.

Test ufficiale Medicina e Odontoiatria

Settembre 2016

Ragionamento logico

1 **Un gioco ha le seguenti regole: se un numero è divisibile per 5 vale 5 punti; se è divisibile per 3 vale 4 punti. In base a tali regole, quale dei seguenti numeri vale di più?**

A 9 B 18 C 40 D 42 E 276

2 **Se:**

@ + # – @ = @ – 4

 # = –20

allora @ è uguale a:

A –16 B –10 C –5 D 10 E 16

3 **Se ZAP significa cifra (singola) divisibile per 7, ZUP significa cifra (singola) divisibile per 5 e ZEP significa cifra (singola) divisibile per 4, allora con quale scrittura può essere espresso il numero 48?**

A ZAP ZAP B ZUP ZEP C ZEP ZAP D ZEP ZEP E ZEP ZUP

4 **"Se il mandorlo è in fiore, la rosa marcisce. Se la begonia marcisce il papavero sboccia. Inoltre o il mandorlo è in fiore o la begonia marcisce". In base alle precedenti affermazioni è sicuramente vero che:**

A il papavero sboccia

B la rosa marcisce o il papavero sboccia

C il mandorlo è in fiore e il papavero sboccia

D la rosa marcisce e il papavero sboccia

E la rosa e la begonia marciscono

5 **Completare correttamente la seguente successione numerica.**

2; 20; 22; 42; 64; ?

A 84 B 86 C 105 D 106 E 128

6 **Alla finale di una gara di automobilismo la classifica dal 1° al 7° posto è la seguente: Alessandro, Federico, Iris, Bruna, Cesare, Eligio, Gianna. Cinque di questi sette piloti indossano il casco integrale e si sa che a indossarlo sono tre tra i primi quattro classificati e tre tra gli ultimi quattro classificati. Si può essere certi che a indossare il casco integrale è:**

A Eligio B Federico C Bruna D Cesare E Iris

7 In un ingranaggio a due ruote dentate, una ruota ha 300 denti e l'altra 60. Se la ruota più grande compie 2 giri, quanti giri avrà compiuto la ruota più piccola?

A 2 B 4 C 10 D 12 E 15

8 Mina deve distribuire un bonus di produzione di 6.000 euro tra i suoi quattro dipendenti. Progetta di destinarne la metà a Iginia, un quarto a Ghila, un quinto a Aimée e un decimo a Antimina. Così facendo:

A le resterebbero 175 euro non distribuiti
B esaurirebbe il bonus, dividendolo tra i quattro dipendenti
C le resterebbero 300 euro non distribuiti
D supererebbe il bonus complessivo di 175 euro
E supererebbe il bonus complessivo di 300 euro

9 Una cassetta per la frutta pesa 400 grammi. Sapendo che la frutta rappresenta il 92% del peso lordo, qual è il peso della cassetta piena di frutta?

A 500 grammi
B 2.500 grammi
C 4.600 grammi
D 5.000 grammi
E 5.400 grammi

10 Se le lancette di un orologio segnano le 21.30 di mercoledì, tra 53 ore e 45 minuti saranno:

A le 23.15 di giovedì
B le 3.15 di sabato
C le 2.15 di domenica
D le 3.15 di venerdì
E le 2.15 di sabato

11 Gabriele si allena in piscina ogni lunedì, mercoledì e sabato. In uno dei rimanenti giorni della settimana Gabriele gioca a calcio. Sapendo che il giorno dopo gli allenamenti di nuoto Gabriele non svolge alcuna attività fisica, qual è il giorno in cui gioca a calcio?

A Venerdì
B Martedì
C Domenica
D Mercoledì
E Giovedì

12 **Individuare l'alternativa che completa logicamente la seguente frase: "Tra l'XI ed il XIII secolo Milano divenne libero comune, ... poi da Federico Barbarossa che voleva ristabilire l'Impero. Nel XIV secolo la .... dei Visconti si aggiudicò il .... su Milano, che successivamente passò agli Sforza".**

A soggiogato; dominazione; popolo

B assoggettato; signoria; dominio

C liberato; giurisdizione; possedimento

D assediato; supremazia; territorio

E affrancato; circoscrizione; distretto

13 **Quali, tra i termini proposti, completano correttamente la seguente proporzione verbale?**

triangolo : X = Y : cubo

A X = tre; Y = rettangolo

B X = solido; Y = piano

C X = angoli; Y = lati

D X = piramide; Y = quadrato

E X = geometria; Y = algebra

14 **Il gruppo di lettere LLEUDIO (A) OIDUELL può essere considerato simmetrico con A al centro. Quale dei seguenti gruppi di lettere è analogamente simmetrico?**

A DOCIDEM (A) MEDCIOD

B DOCIDME (A) MEDICOD

C DOCIDEM (A) MEDICOD

D DOCIDEM (A) MEDCITD

E DOCDIEM (A) MEDCIOD

15 **"Chi legge un quotidiano al giorno o utilizza spesso internet è informato; i social specialist utilizzano spesso internet; Luisa è una social specialist". Se le precedenti affermazioni sono corrette, quale delle seguenti NON è necessariamente vera?**

A Luisa utilizza spesso internet

B Le social specialist sono informate

C Luisa è informata

D Non esistono persone disinformate che leggano un quotidiano al giorno

E Chi è informato utilizza spesso internet

16 Un recente studio ha mostrato che negli ultimi 20 anni il peso medio degli italiani è salito del 5%. Più in particolare, il peso medio dei cittadini del Centro-Nord è cresciuto del 6%, mentre quello dei cittadini del Meridione è cresciuto del 3%. Quale delle seguenti conclusioni può essere dedotta dalle informazioni riportate sopra?

A I cittadini del Centro-Nord sono più numerosi dei cittadini del Meridione

B Alcuni cittadini del Centro-Nord sono immigrati dal Meridione

C I cittadini del Centro-Nord hanno un peso medio superiore rispetto ai cittadini del Meridione

D I cittadini del Centro-Nord sono mediamente aumentati di peso di 3 chilogrammi in più rispetto ai cittadini del Meridione

E Nessuna delle altre alternative è corretta

17 Le piastrelle (quadrate) del pavimento (rettangolare) di un locale di dimensioni $4 \times 6 = 24$ metri quadrati sono costate complessivamente 600 euro. Sapendo che il costo unitario delle piastrelle è di 4 euro, quanto misura il lato della piastrella?

A 4 cm B 20 cm C 30 cm D 40 cm E 50 cm

18 In un ipotetico linguaggio in codice, alla parola SPECIFICA corrisponde il codice SPEFECIFIFIFICAFA e alla parola IGNORATO corrisponde il codice IFIGNOFORAFATOFO. Come si scriverà, nel medesimo codice, la parola MAIL?

A MAFIFIL B MAFAIFIL C MAFAFIIL D MFAAIFIL E MAIL

Testo I

Leggere il testo del seguente problema.

Cinque amiche, Elisa, Lucia, Romina, Giulia e Patrizia, temono ciascuna una diversa categoria di animali (ragni, piccioni, formiche, maggiolini, api). Analogamente ciascuna di esse ne ama un'altra (cani, gatti, scoiattoli, pony, delfini). Si sa che:

1) Elisa teme le api e Romina ama i gatti;
2) Colei che ama i pony teme i ragni;
3) Patrizia non ama gli scoiattoli e teme le formiche;
4) Giulia ama i delfini e non teme i maggiolini.

19 Quali animali ama Lucia? (vedi Testo I)

A Gatti B Cani C Scoiattoli D Delfini E Pony

20 Quale delle cinque amiche ama i cani? (vedi Testo I)

A Lucia B Romina C Patrizia D Giulia E Elisa

Cultura generale

21 **Il piano Marshall:**

- A fu alla base del New Deal
- B fu varato dagli USA nel secondo dopoguerra
- C venne pensato da Hitler per attaccare l'URSS
- D indirizzò lo sviluppo urbanistico di Londra
- E fu varato dal Presidente Wilson insieme all'istituzione della Società delle Nazioni

22 **Quale famosa pubblicazione fu espressione del pensiero illuminista in Italia?**

- A L'Ordine Nuovo
- B La Critica
- C La Voce
- D Il Caffè
- E Il Riformista

Biologia

23 Quale struttura anatomica NON è presente in un essere umano di sesso maschile?

A Uretere
B Vescica
C Uretra
D Tuba di Falloppio
E Nessuna delle altre alternative è corretta

24 La sindrome di Klinefelter è data da un'anomalia del numero dei cromosomi sessuali ed è caratterizzata da un genotipo:

A XYY B X0 C Y0 D XXX E XXY

25 Quale affermazione riguardante gli animali è FALSA?

A Si tratta di organismi esclusivamente eterotermi
B Si tratta di organismi eterotrofi
C Sono costituiti da cellule eucariotiche
D Sono organismi eterotermi o omeotermi
E Alcune specie animali si possono riprodurre in modo asessuato

26 Da quante triplette è costituito il codice genetico?

A 20, come gli amminoacidi che codifica
B 12, a causa della ridondanza degli amminoacidi
C 64
D 36
E Un numero variabile a seconda della specie considerata

27 Il derma:

A è costituito da tessuto epiteliale pluristratificato
B avvolge i follicoli piliferi
C si trova al di sopra dell'epidermide
D è costituito da cellule ricche di chitina
E presenta uno strato corneo

28 **Una mutazione genica puntiforme interessa:**

- A un intero cromosoma
- B parti cospicue di un singolo cromosoma
- C un intero genoma
- D singoli nucleotidi
- E unicamente l' RNA

29 **Nell'uomo, durante la digestione degli alimenti, il pH acido:**

- A blocca l'attività gastrica
- B favorisce l'attività della flora batterica
- C favorisce l'attivazione degli enzimi pancreatici
- D permette l'emulsione dei grassi
- E favorisce l'attivazione del pepsinogeno

30 **Nelle cellule eucariotiche, il trascritto primario di mRNA (o pre-mRNA):**

- A contiene sia introni sia esoni
- B può essere immediatamente tradotto in proteina
- C viene prodotto dalla DNA polimerasi
- D può uscire dal nucleo non appena è stato sintetizzato
- E è presente nel citoplasma

31 **Con il termine crossing-over si identifica:**

- A lo scambio di segmenti non corrispondenti tra due cromatidi fratelli di una coppia di cromosomi omologhi durante la profase II della meiosi
- B lo scambio di segmenti esattamente corrispondenti tra due cromatidi non fratelli di una coppia di cromosomi omologhi durante la profase della mitosi
- C lo scambio di segmenti esattamente corrispondenti tra due cromatidi non fratelli di una coppia di cromosomi omologhi durante la profase I della meiosi
- D l'interscambio di materiale nucleo-citoplasmatico
- E i fenomeni di trasporto attraverso la membrana

32 **La fibrosi cistica è una frequente malattia ereditaria di tipo autosomico recessivo. Se un individuo portatore sano sposa un individuo sano (non portatore), qual è la probabilità che possa nascere un figlio malato?**

A 0% B 25% C 50% D 75% E 100%

33 **Quale di questi enzimi NON è normalmente presente in una cellula animale sana?**

- A RNA polimerasi
- B DNA elicasi
- C DNA ligasi
- D Trascrittasi inversa
- E DNA polimerasi

34 Nelle cellule eucariotiche, il DNA si replica durante:

A la fase G_1 B la fase G_2 C la fase S D la fase M E la citocinesi

35 Negli esseri umani, quale tra le seguenti cellule è normalmente priva di nucleo?

A Osteoblasto
B Eritrocita maturo
C Neurone
D Spermatozoo
E Granulocita neutrofilo

36 In quale dei sottoindicati processi sono coinvolti i citocromi?

A Sintesi di elettroni
B Ciclo di Krebs
C Glicolisi
D Sintesi di proteine
E Trasporto di elettroni

37 Quale delle seguenti alternative meglio descrive la funzione dell'ATP?

A È l'organulo cellulare in cui viene immagazzinato l'ossigeno e per questo motivo è una riserva di energia per la cellula
B È la molecola in cui viene immagazzinata l'energia a livello cellulare
C È la molecola che serve a trasportare gli elettroni che partecipano alla catena di trasporto, liberando grandi quantità di energia
D È una molecola che consente esclusivamente il funzionamento delle pompe per il trasporto attivo attraverso la membrana cellulare
E Nessuna delle altre alternative è corretta

38 Quante classi fenotipiche compaiono nella prima generazione a seguito di un incrocio mendeliano tra due doppi eterozigoti?

A 1 B 2 C 4 D 8 E 10

39 La principale funzione dei lisosomi è:

A la sintesi di glicoproteine
B la sintesi dei lipidi
C l'immagazzinamento di energia
D la respirazione cellulare
E la digestione intracellulare

40 Qual è il numero di autosomi normalmente presenti in uno spermatozoo umano?

A 1 B 2 C 23 D 22 E 44

Chimica

41 Quanto pesa una molecola di anidride carbonica?

A $4{,}4 \times 1{,}67 \times 10^{-27}$ kg

B $22 \times 1{,}67 \times 10^{-27}$ kg

C $44 \times 1{,}67 \times 10^{-27}$ kg

D $44 \times 167 \times 10^{-17}$ kg

E $44 \times 0{,}167 \times 10^{-35}$ kg

42 Dall'equazione generale di stato dei gas perfetti si può dedurre che:

A in condizioni di temperatura e numero di moli costanti, il volume di un gas è direttamente proporzionale alla sua pressione

B in condizioni di pressione e numero di moli costanti, se si aumenta la temperatura di un gas, il suo volume rimane costante

C in condizioni di temperatura e pressione costanti, il numero di moli di un gas diminuisce all'aumentare del volume

D in condizioni di volume e numero di moli costanti, aumentando la pressione di un gas, la sua temperatura assoluta diminuisce

E in condizioni di volume e numero di moli costanti, la pressione di un gas è direttamente proporzionale alla sua temperatura assoluta

43 Il numero quantico di spin:

A ha sempre valore $(n - 1)$ dove n rappresenta il numero quantico principale

B fornisce indicazioni sul verso della rotazione dell'elettrone intorno al proprio asse

C può assumere tutti i valori interi da n a $-n$, zero compreso

D fornisce indicazioni sul tipo di orbitale in cui l'elettrone è contenuto

E fornisce indicazioni sulla distanza dell'elettrone dal nucleo

44 Quale dei seguenti composti reagisce con acqua per formare un acido ossigenato?

A Cl_2O_3

B NH_3

C Al_2O_3

D KOH

E Na_2O

45 Nel sistema periodico, gli elementi sono incasellati:

- A in ordine di elettronegatività decrescente da sinistra verso destra in file orizzontali
- B in ordine di A crescente dal basso verso l'alto in colonne parallele
- C in ordine di numero atomico decrescente da sinistra verso destra in file orizzontali, andando a capo quando inizia il riempimento di un nuovo livello energetico
- D in ordine di Z crescente da sinistra verso destra in file orizzontali, andando a capo quando inizia il riempimento di un nuovo livello energetico
- E in ordine di massa atomica crescente da destra verso sinistra in file orizzontali, andando a capo quando inizia il riempimento di un nuovo livello energetico

46 Condizione sufficiente affinché una molecola organica possieda isomeria ottica è:

- A la presenza di un doppio legame tra due atomi di carbonio
- B la diversa posizione di un sostituente lungo la catena di atomi di carbonio
- C la presenza di almeno un atomo di carbonio chirale
- D la presenza di almeno tre atomi di carbonio asimmetrici
- E la presenza di un triplo legame tra due atomi di carbonio

47 Quale elemento si riduce nella reazione $Zn + FeCl_2 \rightleftarrows ZnCl_2 + Fe$?

- A Il cloro di $FeCl_2$
- B Il ferro di $FeCl_2$
- C Il cloro di $ZnCl_2$
- D Lo zinco metallico
- E Nessun elemento varia il proprio stato di ossidazione

48 Una soluzione (1) di NaCl ha concentrazione molare doppia rispetto a una soluzione (2) di Na_2SO_4.

Se si mescolano 100 mL della soluzione 1 con 200 mL della soluzione 2, la concentrazione dello ione Na^+ nella soluzione finale sarà:

- A uguale a quella della soluzione 1
- B tripla rispetto alla soluzione 1
- C doppia rispetto alla soluzione 1
- D la metà rispetto alla soluzione 2
- E doppia rispetto alla soluzione 2

49 Qual è la concentrazione di una soluzione contenente 2,0 moli di soluto in 0,5 kg di solvente?

A 1,0 N

B 2,0 M

C 4,0 M

D 0,2 m

E 4,0 m

50 Qual è il valore del pH di una soluzione acquosa contenente 0,001 moli di HCl in 10 litri?

A 0,001

B 1

C 3

D 4

E 10

51 Una proprietà che caratterizza le soluzioni tampone è che il valore del pH:

A è sempre superiore a 11

B non varia mai

C non varia significativamente per aggiunte moderate di acidi o basi forti

D è sempre inferiore a 3

E dipende solamente dalla concentrazione di acido

52 Individuare l'affermazione FALSA riguardo al doppio legame tra atomi di carbonio.

A È più forte del legame semplice tra atomi di carbonio

B Gli atomi di carbonio che lo formano sono generalmente ibridati sp^2

C È più debole del legame triplo tra atomi di carbonio

D È presente negli alcheni

E Non è mai presente nei chetoni

Fisica e Matematica

53 Le potenze utilizzate dai seguenti elettrodomestici sono:

- **P (ferro da stiro) = 1 kW**
- **P (televisore) = 150 W**
- **P (lavatrice) = 2,5 kW**
- **P (forno elettrico) = 1.500 W**

Se vengono collegati alla rete domestica (220 V), quale degli elettrodomestici è attraversato da una corrente di intensità maggiore?

A La lavatrice

B Il ferro da stiro

C Il televisore

D Sono attraversati tutti dalla stessa corrente

E Il forno elettrico

54 Osservando un oggetto perfettamente immobile in galleggiamento nel mare, che cosa si può dire delle forze che agiscono su di esso?

A Agiscono solo le forze convettive delle correnti marine che lo tengono sollevato dal fondo

B La forza peso non agisce in mare

C La forza di Archimede risulta maggiore di tutte le altre forze

D Agiscono più forze, ma la loro risultante è nulla

E Non agisce alcuna forza

55 Un alpinista di massa 70 kg deve affrontare un tratto misto in montagna. La prima parte del percorso, di avvicinamento alla parete, consiste in un sentiero lungo 1,2 km che supera un dislivello di 600 m. Giunto alla fine del sentiero, l'alpinista scala la parete verticale alta 200 m. Qual è approssimativamente il lavoro totale compiuto dall'alpinista contro la forza di gravità?

A $3,5 \cdot 10^5$ J

B $4,54 \cdot 10^5$ W

C $5,6 \cdot 10^5$ J

D $9,8 \cdot 10^5$ J

E $2 \cdot 10^6$ J

56 **A temperatura costante, se la pressione si dimezza, il volume di un gas perfetto:**

- A rimane costante
- B raddoppia
- C si dimezza
- D si riduce a un quarto
- E quadruplica

57 **La media aritmetica di cinque numeri è 14. Se la media aritmetica dei primi due è 20, allora la media aritmetica degli altri tre è:**

- A 8
- B 9
- C 10
- D 12
- E 14

58 **Siano dati due triangoli rettangoli simili. Se il primo ha cateti di lunghezza 3 e 4 cm, e il secondo ha area pari al quadruplo dell'area del primo, qual è la lunghezza dell'ipotenusa del secondo triangolo?**

- A 5 cm
- B 10 cm
- C 20 cm
- D 16 cm
- E 12 cm

59 **Lanciando contemporaneamente due dadi non truccati, che probabilità vi è di ottenere "nove"?**

- A 1/4
- B 1/6
- C 1/8
- D 1/9
- E 1/12

60 **La retta passante per il punto (1, –1) e ortogonale alla retta di equazione $2x + y + 6 = 0$ ha equazione:**

- A $y + 2x - 1 = 0$
- B $x + y - 3 = 0$
- C $y - 2x + 1 = 0$
- D $2y - x - 3 = 0$
- E $2y - x + 3 = 0$

Soluzioni e commenti

1 I numeri 42, 9, 18 e 276 sono tutti divisibili per 3 e non per 5: valgono quindi 4 punti. Il numero 40, invece, essendo divisibile per 5 vale 5 punti ed è quello che vale di più. La **C** è quindi la soluzione del quesito.

2 Osservando la prima equazione:

$$@ + \# - @ = @ - 4$$

è possibile elidere a sinistra dell'uguale l'incognita @ (essendo presente sia con il segno "+" che con il segno "–") ottenendo:

$$\# = @ - 4$$

Sostituendo poi l'incognita # con il valore – 20 (fornito dalla seconda equazione) si ottiene:

$$-20 = @ - 4$$

da cui:

$$@ = -16$$

La **A** è quindi la soluzione del quesito.

3 Il numero 48 è composto dalle cifre 4 e 8, entrambe divisibili per 4. Il numero 48 può quindi essere espresso con la scrittura ZEP ZEP. La **D** è la soluzione del quesito.

4 Il "se" introduce una condizione sufficiente, una condizione quindi che, se si verifica, ha sempre una determinata conseguenza. Il fatto che il mandorlo sia in fiore è quindi sufficiente affinché la rosa marcisca, come il fatto che la begonia marcisca è sufficiente affinché il papavero sbocci. Se quindi è vero che accade o l'una o l'altra cosa (o il mandorlo è in fiore oppure la begonia marcisce) è anche sempre vero che si verifica o l'una o l'altra conseguenza: o la rosa marcisce o il papavero sboccia (**B** soluzione del quesito).

5 In questa serie ogni numero è la somma dei due che lo precedono: 22 = 2 + 20; 42 = 20 + 22; 64 = 22 + 42. Il numero mancante è quindi la somma di 42 e 64, ossia 106 (**D** soluzione del quesito).

6 Il quesito afferma che in tutto sono in 5 a indossare il casco integrale e che sono 3 tra i primi 4 classificati e 3 tra gli ultimi 4 classificati. Si può essere certi che a indossare il casco integrale è allora Bruna che si è classificata quarta. Se questo non fosse vero, infatti, a indossare il casco tra i primi 4 classificati sarebbero Alessandro, Federico e Iris e a indossarlo tra gli ultimi 4 sarebbero Cesare, Eligio e Gianna. In questo modo però si avrebbero 6 e non 5 piloti a indossare il casco integrale. Affinché i piloti siano in 5 è necessario che Bruna (che fa parte di entrambi i gruppi) indossi il casco (**C** soluzione del quesito).

7 Dal momento che la ruota dentata più grande ha 300 denti, compiendo 2 giri essa si è "mossa" di 600 denti. La seconda ruota dentata, più piccola e formata da 60 denti, per muoversi nell'ingranaggio insieme alla ruota più grande deve compiere 10 giri. La risposta corretta del quesito è perciò la C.

8 Considerando i dati forniti dall'esercizio, Mina dovrebbe dare 3.000 euro a Iginia (la metà del bonus di 6.000 euro), 1.500 euro a Ghila (un quarto di 6.000), 1.200 euro a Aimée ed infine 600 euro a Antimina. Ma, così facendo, supererebbe il bonus complessivo di 300 euro (risposta E esatta) poiché 3.000 + 1.500 + 1.200 + 300 = 6.300.

9 Per peso lordo si intende il peso della merce più confezione: in questo caso il peso della cassetta più quello della frutta. Se la frutta rappresenta il 92% del peso lordo vuol dire che la cassetta, che pesa 400 grammi, rappresenta il restante 8% (100% – 92%) del peso lordo. Per trovare il peso della cassetta piena di frutta si può impostare la seguente proporzione:

$$400 : 8 = x : 100$$

da cui $x = 5.000$ grammi (risposta D).

10 Partendo dalle 21.30 di mercoledì, l'esercizio chiede di aggiungere 53 ore e 45 minuti che corrispondono a 48 ore, ossia 2 giorni completi che ci portano alla stessa ora di venerdì, più 5 ore e 45 minuti. Se perciò alle 21.30 di venerdì si aggiungono 5 ore e 45 minuti si arriva alle 3.15 di sabato. La risposta corretta è quindi la B.

11 Sapendo che Gabriele si allena in piscina ogni lunedì, mercoledì e sabato, i giorni rimanenti per poter giocare a calcio sono martedì, giovedì, venerdì e domenica. Ma l'esercizio precisa che il giorno dopo gli allenamenti di nuoto Gabriele non svolge alcuna attività fisica, per cui si escludono i giorni di martedì, giovedì e domenica. Come unico giorno valido per giocare a calcio rimane il venerdì (risposta A), che è la soluzione del quesito.

12 I quesiti di completamento richiedono di identificare le parole che, inserite al posto delle parti tratteggiate, conferiscono un senso compiuto, grammaticalmente e sintatticamente corretto, all'intera frase. Da una rapida occhiata alle alternative proposte, si possono scartare sia A, sia D, sia E poiché, provando per esempio a inserire al posto dei puntini l'ultimo sostantivo di ciascuna triade, risultano frasi con evidenti errori: non si può infatti scrivere "… si aggiudicò il popolo su Milano", né "… si aggiudicò il territorio su Milano" e neppure "… si aggiudicò il distretto su Milano". Ricordando infine che quella dei Visconti a Milano è stata una signoria e che Federico Barbarossa conquistò Milano, la risposta corretta è la B.

13 Le proporzioni con i termini medi incogniti richiedono, come strategia risolutiva, di provare le alternative e in questo modo identificare quella che propone un corretto completamento della proporzione. Quindi, così come per costruire una piramide si devono usare triangoli, per costruire un cubo si devono usare quadrati. La risposta corretta è la D.

14 Si tratta di un quesito di attenzione: chiede di individuare l'alternativa che a destra e a sinistra della lettera (A) propone due sequenze di sette lettere tra loro simmetriche: l'alternativa **C** risponde a tale logica ed è quindi corretta.

15 Il quesito chiede di mettere in relazione tra loro tre informazioni e di identificare l'affermazione non coerente con tali informazioni; le tre informazioni sono:

1. chi utilizza spesso internet o legge i quotidiani tutti i giorni è informato;
2. i social specialist usano spesso internet;
3. Luisa è una social specialist.

Da esse si può dedurre che, essendo una social specialist, Luisa usa spesso internet ed è quindi informata: le alternative **A**, **B** e **C** sono dunque tutte e tre deducibili dalle informazioni proposte. Dalla sola informazione 1, si può dedurre che anche l'alternativa **D** è deducibile. L'unica alternativa non deducibile è quindi la **E** cioè "chi è informato utilizza spesso internet" che è quindi la risposta corretta.

16 Lo studio riporta che il peso medio degli italiani è aumentato negli ultimi 20 anni del 5%. Tale percentuale differisce significativamente se si considerano i due sottoinsiemi: cittadini del Centro-Nord (dove l'aumento è stato del 6%) e cittadini del Sud (dove l'aumento è stato solo del 3%). Poiché il valore medio della popolazione italiana (aumento del 5%) si avvicina maggiormente al valore relativo ai cittadini del Centro-Nord, possiamo dedurre che i cittadini del Centro-Nord sono più numerosi di quelli del Sud. Se fossero in egual numero il peso medio degli italiani sarebbe infatti salito del 4,5% (valore medio fra 3% e 6%).

La risposta corretta sarebbe la **A**; tuttavia il Ministero, a fronte di alcune ambiguità (considerando una ipotesi poco reale per cui gli abitanti del Centro-Nord pesano il doppio rispetto a quelli del Sud, si arriverebbe allo stesso risultato e quindi si potrebbe dedurre anche l'alternativa **C**), ha deciso di considerare la risposta a questa domanda esatta per tutti i candidati assegnando, d'ufficio 1,5 punti a tutti.

17 Indicando con N il numero di piastrelle richieste per "riempire" il lato corto del locale (ossia il lato da 4 metri), il numero di piastrelle richieste per l'altro lato (quello da 6 metri) sarà pari $\frac{3}{2}N$: sono quindi necessarie $\frac{3}{2}N^2$ piastrelle per ricoprire l'intero pavimento. Poiché il costo di ogni piastrella è stato di euro 4 e quello di tutte le piastrelle di euro 600, le piastrelle sono in totale $600/4 = 150$.

Dovendo essere $\frac{3}{2}N^2 = 150$ si ricava $N^2 = 100$ e quindi $N = 10$. Le dimensioni di ogni piastrella dovranno quindi essere esattamente un decimo del lato corto del locale, ossia:

$$4 \text{ metri}/10 = 40 \text{ cm}$$ (risposta corretta **D**).

18 Nell'ipotetico linguaggio in codice la parola SPECIFICA corrisponde al codice SPEFECIFIFIFICAFA. In pratica dopo ogni vocale si aggiunge una F e si ripete la vocale: infatti la prima sillaba SPE diventa SPEFE, la seconda CI diventa CIFI e così via.

Similmente, alla parola IGNORATO corrisponde il codice IFIGNOFORAFATOFO: anche in questo esempio dopo ogni vocale si aggiunge una F e si ripete la vocale.

La parola MAIL si scriverà quindi MAFAIFIL: risposta esatta **B**.

19 Per risolvere il quesito si costruisca uno schema come il seguente, che riempiremo via via con tutte le informazioni che il testo ci fornisce.

Nome	Animale amato	Animale odiato
Elisa		
Lucia		
Romina		
Giulia		
Patrizia		

Alcune informazioni sono esplicite, altre andranno ricavate man mano che si completa lo schema. Partiamo dalle informazioni note:

Nome	Animale amato	Animale odiato
Elisa		Api
Lucia		
Romina	Gatti	
Giulia	Delfini	
Patrizia		Formiche

Introduciamo ora quelle che possiamo dedurre. Lucia sarà necessariamente la persone dell'informazione 2, essendo l'unica che ha ancora due caselle vuote. Sappiamo che Patrizia non ama gli scoiattoli quindi amerà sicuramente i cani (gli altri animali sono già stati assegnati).

Nome	Animale amato	Animale odiato
Elisa	Scoiattoli	Api
Lucia	Pony	Ragni
Romina	Gatti	
Giulia	Delfini	
Patrizia	Cani	Formiche

Possiamo ora affermare che Lucia ama i Pony: risposta **E**.

20 Facendo riferimento alla tabella finale del precedente commento concludiamo che Patrizia ama i cani: risposta **C**.

21 Il piano Marshall, come correttamente affermato dall'alternativa B, fu varato dagli USA al termine della seconda guerra mondiale. Si trattava di un piano di sostegno economico-finanziario per aiutare nella ripresa (e nella ricostruzione delle infrastrutture e del tessuto economico-industriale) gli alleati europei nella lotta al nazifascismo. Il piano prendeva nome dall'allora Segretario di Stato statunitense, George Marshall, e dal 1947 al 1951 distribuì circa 14 miliardi di dollari. Anche l'Italia, insieme a Gran Bretagna e Francia, ne beneficiò in maniera cospicua.

22 Tra le testate indicate dalle alternative l'unica riconducibile alla seconda metà del XVIII secolo, periodo in cui si diffuse in Europa l'illuminismo, è «Il Caffè», rivista edita a Milano tra il 1764 e il 1766 da un gruppo di giovani intellettuali riuniti nell'Accademia dei pugni e guidati dai fratelli Pietro e Alessandro Verri e da Cesare Beccaria. La risposta esatta è dunque la D. Tre delle altre testate rimandano invece all'Italia giolittiana d'inizio Novecento mentre «Il riformista» è stato un quotidiano d'approfondimento politico uscito tra il 2002 e il 2012.

23 Gli ureteri, la vescica e l'uretra sono strutture dell'apparato escretore, presenti sia nell'uomo sia nella donna. Le tube di Falloppio, invece, sono i dotti attraverso i quali gli ovociti raggiungono la cavità uterina. Fanno parte solamente dell'apparato riproduttore femminile, e non sono presenti negli individui di sesso maschile. La risposta esatta è la D.

24 La sindrome di Klinefelter è dovuta a un'anomalia dei cromosomi sessuali. Gli individui affetti hanno cariotipo 47, XXY, sono maschi sterili e presentano deficit mentali di varia gravità. Risposta esatta: E.

25 Gli animali sono organismi pluricellulari, formati da cellule di tipo eucariotico, eterotrofi; questo permette di escludere le alternative B e C, vere. Molte specie hanno riproduzione sessuata, ma alcune si riproducono in modo asessuato; scartiamo quindi la E. L'omeotermia, cioè la capacità di mantenere costante la temperatura corporea, è propria solo degli uccelli e dei mammiferi, mentre i restanti sono eterotermi. Se ne deduce che, l'affermazione falsa, risposta corretta al quesito, è la A.

26 Il codice genetico è costituito da 64 triplette: sono infatti 64 le combinazioni che si possono ottenere ordinando in gruppi di tre le quattro diverse basi azotate presenti nei nucleotidi (adenina, timina, guanina e citosina). La C è la risposta cercata.

27 Il derma è uno strato di tessuto connettivo posto sotto all'epidermide e insieme a questa forma la cute. I follicoli piliferi, strutture presenti alla base dei peli, sono sprofondati nel derma. Risposta esatta: B. Le alternative A ed E fanno invece riferimento all'epidermide, componente della cute formata di tessuto epiteliale pluristratificato, in cui lo strato esterno, detto "corneo" è costituito di cellule ricche di cheratina. La chitina non è presente nella cute, ma forma le pareti cellulari delle cellule fungine e l'esoscheletro degli insetti.

28 È detta "puntiforme" una mutazione genica che interessa un singolo nucleotide; risposta esatta D.

29 Nell'apparato digerente dell'uomo, un pH acido è tipico dei succhi gastrici. L'enzima proteolitico pepsina viene attivato, a partire dal pepsinogeno, forma inattiva, proprio in presenza di valori bassi di pH. Un pH acido favorisce quindi l'attività gastrica, mentre ostacola l'attivazione degli enzimi pancreatici e non permette l'emulsione dei grassi, funzione che è svolta dalla bile.
La risposta esatta è quindi la E.

30 Il trascritto primario è la molecola di RNA direttamente prodotta su stampo di un certo tratto di DNA. Questa molecola è prodotta nel nucleo e, prima di essere trasferita nel citoplasma per essere tradotta in proteina, subisce un processo di taglia-e-incolla, detto *splicing*, che rimuove gli introni. Questi sono sequenze di DNA, presenti solamente negli eucarioti, che, a differenza degli esoni, non sono destinate a essere tradotte in proteine. L'unica affermazione corretta è quindi la A.

31 Il crossing-over è un processo che può avere luogo durante la profase della meiosi I, quando i cromosomi omologhi sono appaiati. Consiste in uno scambio di frammenti che avviene fra due cromatidi non fratelli di una coppia di cromosomi omologhi. Risposta esatta C.

32 Essendo una malattia autosomica recessiva, la fibrosi cistica si manifesta solo negli individui omozigoti recessivi. Se indichiamo con f l'allele che determina la malattia e con F l'allele sano, un individuo affetto avrà genotipo ff mentre un portatore sano avrà genotipo Ff. Il quesito propone un incrocio di tipo FF x Ff. L'individuo FF, omozigote dominante, produce gameti che contengono sempre l'allele F, mentre l'individuo eterozigote, Ff, produce il 50% di gameti contenenti F, allele dominante, e il 50% contenenti f, allele recessivo. La prole sarà quindi formata per il 50% da individui Ff e per il 50% da individui FF, tutti sani. Risposta esatta: A.

33 L'RNA polimerasi è un enzima che permette la sintesi di RNA su stampo del DNA, mentre la DNA polimerasi permette la sintesi di DNA durante la replicazione di questa molecola. Allo stesso processo di replicazione partecipa anche l'enzima elicasi, necessario per "aprire" la doppia elica. La DNA ligasi invece permette di legare fra loro tratti di DNA. Tutti questi enzimi sono presenti all'interno di una cellula eucariotica sana, La trascrittasi inversa, invece, è un enzima presente solo in alcuni virus a RNA, che permette la sintesi di DNA a partire dall'RNA virale. Non è presente nelle cellule animali sane; la risposta corretta è quindi la D.

34 La replicazione del DNA, nelle cellule eucariotiche, avviene durante la fase S del ciclo cellulare, prima che la cellula vada incontro a un processo di divisione. Risposta C.

35 Tutte le cellule proposte dal quesito sono dotate di nucleo, tranne gli eritrociti maturi, che ne sono privi. Riposta esatta B.

36 I citocromi sono proteine contenenti ferro che, potendo esistere in una forma ossidata e in una ridotta, agiscono nelle catene di trasporto degli elettroni, sia nella fotosintesi che nella respirazione cellulare. La sintesi di elettroni è un processo che non esiste, il ciclo di Krebs, la glicolisi e la sintesi di proteine non coinvolgono processi di trasporto di elettroni. La E è la risposta corretta.

37 L'ATP (adenosina trifosfato) è un nucleotide costituito da adenina, ribosio e tre gruppi fosfato. I due fosfati più esterni possiedono legami ad alta energia, cioè la loro formazione richiede una notevole quantità di energia, mentre la loro scissione libera molta energia. Per questa sua caratteristica, l'ATP svolge un ruolo centrale come molecola trasportatrice di energia nei sistemi biologici: quando nella cellula è disponibile energia, per esempio in seguito a reazioni cataboliche, viene sintetizzato ATP, che poi è scisso ad ADP + P quando la cellula richiede energia. Risposta esatta: **B**.

38 Se si incrociano due doppi eterozigoti, per esempio AaBb × AaBb, nella prole compaiono quattro diversi fenotipi: il doppio dominante AB, il doppio recessivo ab, ma anche individui di tipo Ab e aB. La risposta esatta è **C**.

39 I lisosomi sono organuli responsabili della digestione intracellulare: sono infatti vescicole contenenti enzimi idrolitici. La risposta esatta è la **E**.

40 Mentre le cellule somatiche umane contengono 23 coppie di cromosomi, i gameti (spermatozoi e ovociti) contengono 23 cromosomi, più precisamente 22 autosomi e un cromosoma sessuale. La risposta esatta è la **D**.

41 Il quesito chiede di fornire il peso, ovvero la massa assoluta, della CO_2. La massa assoluta è data dalla massa molecolare moltiplicata per la massa assoluta di un nucleone.

La massa molecolare (PM) a sua volta è data dalla somma delle masse atomiche (PA) degli elementi che compongono la molecola. Nel caso dell'anidride carbonica un atomo di carbonio è legato a due atomi di ossigeno e quindi, dato che la massa atomica di C è pari a 12 e quella di O è 16, avremo:

$$PM_{CO_2} = PA_C + PA_O \cdot 2 = 12 + 16 \cdot 2 = 44$$

La difficoltà dell'esercizio risiede nell'identificare il valore corretto della massa dei nucleoni, che è pari a $1{,}67 \cdot 10^{-27}$ kg. La risposta corretta è la **C**.

42 Partendo dalla legge dei gas perfetti:

$$P \cdot V = n \cdot R \cdot T$$

dove:

- *T* è la temperatura espressa in kelvin;
- *n* è il numero di moli;
- R è la costante di stato dei gas perfetti.

Per avere la dipendenza della pressione dalla temperatura occorre dividere ambo i membri per *V*:

$$P = \frac{n \cdot R \cdot T}{V}$$

Se il volume e il numero di moli rimangono costanti ed essendo R la costante universale dei gas, la pressione risulta essere direttamente proporzionale alla temperatura. La risposta corretta è la **E**.

43 Il numero quantico di spin è il solo numero quantico che descrive lo stato di un elettrone indipendentemente dagli orbitali dell'atomo. Questo stato lo si rappresenta normalmente con la rotazione dell'elettrone intorno al proprio asse. La risposta corretta è quindi la **B**. Tutte le altre risposte invece si riferiscono ai numeri quantici che descrivono gli orbitali dell'atomo.

44 Un acido ossigenato si forma quando una anidride (ossido di non metallo) reagisce con l'acqua. L'unica anidride proposta è l'anidride clorosa Cl_2O_3 che forma l'acido cloroso $HClO_2$ in cui, come in Cl_2O_3, lo stato di ossidazione del cloro è +3. La risposta corretta è la **A**.

45 L'idrogeno, elemento chimico con numero atomico Z = 1, ha un solo protone, si trova in alto a sinistra della tavola periodica e ha numero quantico principale $n = 1$; è seguito dall'elio che ha due protoni, quindi Z = 2, si trova in alto a destra della tavola periodica e ha lo stesso valore di $n = 1$. L'elemento successivo è il litio che ha Z = 3, si trova sotto l'idrogeno e ha numero quantico principale $n = 2$.
Come suggerisce la risposta **D**, corretta, gli elementi sono disposti nella tavola periodica in ordine di numero atomico (e quindi anche massa atomica) crescente, andando a capo ogni volta che inizia il riempimento di un nuovo livello energetico.

46 L'isomeria ottica si riferisce alla capacità delle soluzioni di alcune molecole di ruotare il piano di polarizzazione della luce polarizzata quando attraversate da quest'ultima. Questa fenomenologia richiede la presenza di un atomo di carbonio asimmetrico cioè legato a quattro sostituenti diversi. Questo carbonio è chiamato chirale. La risposta corretta è la **C**.

47 Tutti gli elementi allo stato elementare hanno numero di ossidazione 0. Considerando la reazione proposta, questo è il numero di ossidazione dello Zn nei reagenti e del Fe nei prodotti.
Lo ione Cl^- compare con stato di ossidazione – 1 sia nei reagenti sia nei prodotti, mentre il Fe nel $FeCl_2$ ha stato di ossidazione +2, come pure lo zinco in $ZnCl_2$.
Si può quindi stabilire che nella reazione proposta lo zinco passa da N.O. = 0 a N.O. = +2 e si ossida, mentre il ferro passa da N.O. = +2 a N.O. = 0 e si riduce. La risposta esatta è la **B**.

48 Ipotizzando che la soluzione 1 abbia concentrazione 2M, la soluzione 2 avrebbe concentrazione 1M. Siccome il solfato di sodio Na_2SO_4 contiene 2 ioni sodio per unità formula, la concentrazione di ioni sodio della soluzione 2 risulterebbe 2M.
Dato che il cloruro di sodio NaCl contiene uno ione sodio per unità formula, la concentrazione ionica della soluzione 1 sarebbe 2M. Da un punto di vista della concentrazione cationica (di Na^+) le due soluzioni sono uguali e quindi indipendentemente dai volumi considerati la soluzione finale avrebbe sempre concentrazione cationica 2M cioè uguale alla soluzione 1. La risposta corretta è la **A**.

49 La concentrazione di una soluzione può essere espressa in diversi modi tra cui il numero di moli di soluto per kg di solvente. Questo modo di esprimere la concentrazione si chiama molalità ed è rappresentata dalla lettera m.

Nell'esercizio proposto, 2 moli di soluto sono disciolte in 0,5 kg di solvente e quindi la concentrazione sarà:

$$m = \frac{n\,(\text{mol})}{\text{massa solvente (kg)}} = \frac{2\,\text{mol}}{0,5\,\text{kg}} = 4,0\,\text{mol/kg}$$

La soluzione proposta è 4,0 m; risposta **E**.

---

50 Il pH è il cologaritmo della concentrazione idrogenionica. Trattandosi di HCl, cioè un acido forte quindi completamente dissociato, la concentrazione idrogenionica è pari alla concentrazione nominale dell'acido che risulta essere:

$$C = 0,001\ \text{mol} / 10\ \text{l} = 10^{-4}\ \text{M}$$

Applicando il cologaritmo risulta:

$$\text{pH} = -\log 10^{-4} = 4$$

La risposta corretta è la **D**.

---

51 Le soluzioni tampone sono costituite da sali acidi (o basici) e dai loro corrispettivi acidi (o basi) in quantità opportune, per esempio un acido debole (acido acetico) e il suo sale con una base forte (acetato di sodio). Il pH di queste soluzioni dipende dalle costanti di dissociazione acida (o basica) dei componenti utilizzati (la **A** e la **D** sono false).

Questo tipo di soluzioni hanno la proprietà di mantenere il pH costante a fronte dell'aggiunta moderata di acidi e basi, anche forti. La risposta corretta è la **C**.

---

52 Per rispondere correttamente al quesito bisogna individuare l'affermazione falsa. Il legame doppio fra atomi di C è più forte del legame semplice e più debole del legame triplo: la **A** e la **C**, corrette, si possono quindi escludere. È vero anche che è presente negli alcheni (si scarta la **D**) e che gli atomi di C che lo formano sono ibridati sp^2 (si scarta la **B**). L'affermazione falsa, risposta corretta al quesito, è la **E**: i chetoni contengono il gruppo carbonilico C=O all'interno di una catena di atomi di C; l'atomo di C impegnato nel doppio legame con O non può formare un doppio legame con un altro atomo di C, ma questo è possibile per altri atomi di C della catena.

---

53 Per qualsiasi macchina elettrica, la potenza *P* e l'intensità di corrente *i* sono legati dalla relazione:

$$P = \Delta V \cdot i$$

Nel problema in esame la tensione è la stessa ($\Delta V = 220\ \text{V}$). Si tratta quindi di una relazione di diretta proporzionalità tra potenza e intensità di corrente: alla potenza minore corrisponde l'intensità minore e, viceversa, alla potenza maggiore corrisponde l'intensità maggiore. Per trovare quale degli elettrodomestici è attraversato dalla corrente di intensità maggiore è quindi sufficiente trovare l'elettrodomestico con la potenza maggiore. Ricordando che 1 kW = 1000 W e che 2,5 kW = 2500 W, è possibile scrivere la seguente catena di disuguaglianze:

150 W	<	1000 W	<	1500 W	<	2500 W
televisore		ferro da stiro		forno elettrico		lavatrice

La risposta esatta è quindi la **A**.

54 Sull'oggetto galleggiante agisce sicuramente la forza peso. Essendo l'oggetto immobile, la forza peso (diretta verso il basso) è perfettamente bilanciata dalla spinta (verso l'alto) prevista dal principio di Archimede. Si conclude quindi che sull'oggetto galleggiante agiscono più forze, ma la loro risultante è nulla: risposta **D**.

55 La forza di gravità è diretta verso il basso quindi, per calcolare il lavoro totale compiuto dall'alpinista contro la forza di gravità, occorre considerare solo la componente verticale (dislivello) degli spostamenti: nella prima parte del percorso l'alpinista supera un dislivello di 600 m, nella seconda parte un dislivello di 200 m, quindi in totale la differenza di quota Δh è 800 m.

Il lavoro compiuto dall'alpinista contro la forza di gravità è dato dalla formula:

$$L = m \cdot g \cdot \Delta h = 70 \text{ kg} \cdot 9{,}8 \text{ m/s}^2 \cdot 800 \text{ m} \approx 70 \text{ kg} \cdot 10 \text{ m/s}^2 \cdot 800 \text{ m} =$$
$$= 560.000 \text{ J} = 5{,}6 \cdot 10^5 \text{ J}$$

dove, per velocizzare il calcolo, il valore di g è stato approssimato a 10 m/s^2. La risposta esatta è la **C**.

56 L'equazione di stato dei gas perfetti (o legge di Clapeyron) è:

$$P \cdot V = n \cdot \text{R} \cdot T$$

A temperatura costante il secondo membro è costante e l'equazione si riduce alla legge di Boyle:

$$P \cdot V = \text{costante}$$

In altre parole, a temperatura costante la pressione P e il volume V di un gas perfetto sono inversamente proporzionali: se la pressione si dimezza, il volume raddoppia (risposta **B**).

57 Dal momento che la media aritmetica dei cinque numeri si ottiene sommando i numeri e dividendo tale somma per 5, si ricava che la somma dei cinque numeri è $14 \times 5 = 70$. Ragionando allo stesso modo, la somma dei primi due numeri è $20 \times 2 = 40$ e quindi, per differenza, si ricava che la somma degli altri tre numeri è $70 - 40 = 30$. Tre numeri con somma 30 hanno media aritmetica uguale a 10 (risposta **C**).

58 Il primo triangolo ha area pari a 6 cm^2 e, per il teorema di Pitagora, l'ipotenusa di lunghezza 5 cm: 3, 4 e 5 è infatti la più famosa terna pitagorica. Il secondo triangolo è simile al primo (quindi i lati sono proporzionali) e avendo una superficie quadrupla deve necessariamente avere dimensioni lineari doppie: nel secondo triangolo quindi i cateti misurano 6 cm e 8 cm, di conseguenza l'area misura 24 cm^2 (che corrisponde al quadruplo di 6 cm^2), mentre l'ipotenusa misura 10 cm.

La risposta corretta è quindi la **B**.

59 I risultati possibili dell'esperimento "lancio di due dadi non truccati" sono $6 \times 6 = 36$: infatti la configurazione3-6 (3 sul primo dado e 6 sul secondo) è diversa dalla configurazione 6-3 (6 sul primo dado e 3 sul secondo). Oltre a questi due, i risultati favorevoli per ottenere "nove" (come somma delle due facce) sono 4-5 e 5-4, per un totale di 4 casi favorevoli. Lanciando contemporaneamente due dadi non truccati la probabilità P di ottenere "nove" è quindi

$$P = \frac{4}{36} = \frac{1}{9}$$

La risposta esatta è la **D**.

60 Due rette, con coefficienti angolari m_1 e m_2, sono perpendicolari se:

$$m_1 \cdot m_2 = -1 \quad \leftrightarrow \quad m_2 = -\frac{1}{m_1}$$

Per trovare il coefficiente angolare m_1 della retta data occorre portare la sua equazione in forma canonica:

$$2x + y + 6 = 0 \;\rightarrow\; y = -2x - 6 \;\rightarrow\; m_1 = -2$$

Il coefficiente angolare m_2 di una retta perpendicolare è quindi $m_2 = 1/2$. Fra le cinque rette proposte dalle alternative l'unica con coefficiente angolare pari a $1/2$ e passante per il punto $(1; -1)$ è $2y - x + 3 = 0$ La risposta corretta è quindi la **E**.

Test ufficiale Medicina e Odontoiatria

Settembre 2015

Ragionamento critico

1 [illegible] analisti concordano [illegible] così non solo un sistema più equo, ma anche un probabile aumento delle entrate fiscali.

Quale delle [illegible] affermazioni [illegible] principale del brano precedente?

[illegible]

2 Quando [illegible]

Quale delle seguenti [illegible]?

[illegible]

Ragionamento logico

1 **I proprietari di automobili con la stessa potenza (kW) pagano il medesimo importo di bollo auto, indipendentemente dai chilometri percorsi. Non è giusto che chi percorre solo 1.000 km all'anno paghi quanto chi ne percorre 20.000. Il bollo dovrebbe essere abolito e questa entrata fiscale andrebbe sostituita con un incremento dell'imposta sul carburante. In tal modo, gli automobilisti che percorrono più chilometri pagherebbero di più. Si otterrebbe così non solo un sistema più equo, ma anche un probabile aumento delle entrate fiscali.**

Quale delle seguenti affermazioni esprime il messaggio principale del brano precedente?

- **A** Un'imposta sul carburante più elevata porterebbe maggiori entrate fiscali rispetto all'attuale bollo
- **B** Gli automobilisti dovrebbero pagare importi differenziati di bollo auto in base ai chilometri percorsi
- **C** Il bollo auto andrebbe sostituito con un incremento dell'imposta sul carburante
- **D** Tutti dovrebbero continuare a pagare lo stesso importo di bollo auto a parità di kW
- **E** L'aumento dell'imposta sul carburante farebbe in modo che gli automobilisti che percorrono più chilometri paghino di più

2 **Quando si valutano i rischi che corriamo nel corso della vita, il nostro livello di preoccupazione varia a seconda che tali rischi dipendano o meno da noi. Molti, ad esempio, fumano nonostante siano consapevoli dei rischi per la salute, così come altri praticano sport estremi. Le stesse persone, tuttavia, di fronte ad attività a minor rischio, come ad esempio l'utilizzo di mezzi pubblici o il consumo di carne, pretendono che il governo garantisca l'assenza di rischi.**

Quale delle seguenti affermazioni è totalmente sostenuta dal brano precedente?

- **A** Si dovrebbe essere pronti ad accettare alcuni rischi nel corso della vita
- **B** I governi non possono garantire che un'attività sia completamente priva di rischi
- **C** La scelta di correre rischi è un diritto inalienabile
- **D** Molte persone non hanno un atteggiamento coerente di fronte al rischio
- **E** I fumatori non hanno alcun diritto di criticare il governo

3 Per far colpo su una donna, un uomo non deve essere né bello né ricco: l'unica caratteristica necessaria è il senso dell'umorismo. Un sondaggio ha rivelato che per 8 donne su 10 questa qualità è più importante dell'aspetto fisico e dei soldi. È sufficiente leggere gli annunci on-line per verificare che l'80% delle donne desidera corteggiatori con un buon senso dell'umorismo.

Su quale supposizione implicita si basa il brano precedente?

- A Uomini e donne hanno opinioni diverse in merito a ciò che rende una persona attraente
- B Gli uomini ricchi e di bell'aspetto hanno uno scarso senso dell'umorismo
- C Fino al momento del sondaggio non si dava il giusto peso al senso dell'umorismo
- D Oltre al senso dell'umorismo sono importanti anche altre caratteristiche, quali l'attenzione e la gentilezza
- E L'opinione delle donne che hanno partecipato al sondaggio e di quelle che pubblicano annunci on-line rispecchia il pensiero di tutte le donne

---

4 La decisione di ospitare uno squalo in un acquario all'interno di un centro commerciale è stata fortemente criticata. Gli animalisti ritengono che l'animale abbia poco spazio per muoversi e che le condizioni in cui viene tenuto non siano adatte. Queste critiche sono, tuttavia, infondate e dovrebbero essere ignorate. In alcuni Paesi la pinna di squalo è considerata un cibo prelibato. L'industria ittica che si occupa di tale commercio compie spesso mutilazioni su questi animali tagliandone la pinna pregiata e gettando gli squali nuovamente in mare per lasciarli morire. Quindi, è meglio per gli squali trovarsi in un acquario piuttosto che fare una fine così orribile.

Quale delle seguenti risposte costituisce il passaggio logico errato nel brano precedente?

- A Giustificare un'azione sbagliata sulla base di un'altra altrettanto sbagliata
- B Produrre una versione falsa della contro-argomentazione
- C Attaccare l'autore del ragionamento piuttosto che il ragionamento stesso
- D Scambiare le premesse per la conclusione del ragionamento
- E Supporre un nesso causale sulla base di una correlazione

5 **A causa della recessione, negli ultimi anni il prezzo del rame è triplicato poiché la domanda di tutte le materie prime è aumentata a livello globale per il loro valore intrinseco. Nonostante i segnali di ripresa economica, il prezzo del rame continua ad aumentare in modo esponenziale, mentre la domanda di altre materie prime, come l'oro, è ritornata a livelli ordinari. Questo fenomeno suggerisce che, oltre alla recessione, svariati fattori hanno determinato l'aumento della domanda di rame.**

Quale delle seguenti affermazioni, se considerata vera, rafforza quanto sostenuto dal brano?

A Per molto tempo prima della recessione il rame era deprezzato

B Non sempre una recessione determina un aumento del prezzo delle materie prime

C La domanda di oro ha raggiunto il suo limite massimo

D I Paesi emergenti hanno incrementato la produzione di elettrodomestici che richiedono l'uso di componenti in rame

E Oggigiorno la quantità di componenti in rame impiegati nell'industria manifatturiera è diminuita

6 **La teoria linguistica dell'età critica sostiene che i bambini che non hanno acquisito la prima lingua entro i dieci anni non saranno più in grado di acquisirla. Tale teoria ha implicazioni per l'apprendimento di una seconda lingua. Dato che esiste un periodo limitato entro cui i bambini acquisiscono la prima lingua, ne consegue che quello stesso periodo sia il migliore per apprendere altre lingue. Si dovrebbe quindi introdurre l'insegnamento delle lingue straniere nelle scuole il prima possibile.**

Su quale supposizione implicita si basa il brano precedente?

A Gli insegnanti di scuola primaria sanno parlare e insegnare le lingue straniere

B L'apprendimento di una seconda lingua equivale o è molto simile all'apprendimento della prima lingua

C L'apprendimento di una lingua equivale all'apprendimento di qualsiasi altra materia come storia o matematica

D Il ragionamento precede il linguaggio

E I bambini bilingui hanno appreso entrambe le lingue durante il periodo critico

7 **La neve fresca in una giornata di sole è l'ideale per sciare piacevolmente. La notte scorsa ha nevicato e ora il cielo è sereno, quindi oggi dovrebbe essere il giorno ideale per sciare.**

Quale delle seguenti affermazioni ha la stessa struttura logica del suddetto ragionamento?

A Le auto elettriche non si diffonderanno fino a quando le batterie non saranno più leggere. Le batterie sono ancora pesanti, quindi le auto elettriche non si diffonderanno ancora per qualche tempo

B Una splendida giornata di sole è la condizione ideale per una bella partita di calcio. Oggi è nuvoloso, quindi non sarà piacevole giocare a calcio

C Gli impiegati con maggiore esperienza ottengono più facilmente promozioni. Il signor Rossi possiede molta esperienza, quindi dovrebbe fare carriera

D Nei ristoranti il cibo di buona qualità tende a essere costoso. I prezzi del ristorante aperto da poco in città sono elevati, quindi il cibo deve essere di buona qualità

E Nevicate abbondanti sono la condizione necessaria per provocare valanghe in montagna. Questa mattina ci sono state numerose valanghe, quindi deve aver nevicato abbondantemente la notte scorsa

8 **Le spese mediche per gli interventi di chirurgia estetica non necessari dovrebbero essere interamente sostenute dai pazienti.**

Quale delle seguenti affermazioni esprime il principio alla base di questo ragionamento?

A Un paziente trasportato d'urgenza al pronto soccorso in ambulanza dovrebbe far ritorno a casa con mezzi propri se dimesso

B I genitori di bambini con Bisogni Educativi Speciali (BES) dovrebbero poter usufruire di ulteriori sostegni da parte dei servizi sociali e degli enti locali

C Le protesi estetiche difettose considerate rischiose per la salute dovrebbero essere rimosse senza alcun costo per il paziente dal Servizio Sanitario Nazionale

D Coloro che pur non essendo disabili parcheggiano deliberatamente nei posti riservati ai disabili non dovrebbero stupirsi di venire multati

E Se si sceglie di cercare lavoro in una città lontana da quella di residenza si dovrebbero sostenere le spese di viaggio o di trasloco

9 **Si considerino le seguenti affermazioni:**

- **Rongfeldt non si trova più a nord di Sgybo**
- **Sgybo si trova più a sud di Rongfeldt**
- **Sgybo si trova a nord almeno quanto Rongfeldt**

Cosa si evince da queste tre affermazioni?

A Nessuna delle tre è logicamente equivalente

B La prima è logicamente equivalente alla seconda, ma non alla terza

C La prima è logicamente equivalente alla terza, ma non alla seconda

D La seconda è logicamente equivalente alla terza, ma non alla prima

E Tutte e tre sono logicamente equivalenti

10 **Un torneo di calcio si svolge in due fasi. Nella prima fase le squadre sono suddivise in 8 gruppi di ugual numero. Ciascuna squadra gioca una sola volta contro ogni squadra del proprio gruppo. La vincitrice di ciascun gruppo si qualifica per la seconda fase a eliminazione diretta. Al termine del torneo la squadra vincitrice avrà disputato 8 partite.**

Quante squadre prendono parte alla prima fase del torneo?

A 8

B 24

C 40

D 48

E 64

11 **Un reticolo stradale consiste in una serie di strade percorribili da nord a sud e in una serie di strade percorribili da est a ovest. A ogni intersezione vi è una rotatoria. A causa di alcuni lavori in corso, Michele non può percorrere il tragitto con la sua auto direttamente dal punto X al punto Y: partendo dal punto X, viaggia verso est per 2 minuti, quindi in direzione nord per 3 minuti, poi in direzione ovest per 2 minuti, infine verso nord per 3 minuti fino a raggiungere il punto Y.**

Se Michele viaggia a una velocità media di 30 km/h in ogni tratto del suo percorso, qual è la distanza in linea d'aria tra il punto X e il punto Y?

A 2 km

B 3 km

C 4 km

D 5 km

E 9 km

12 Teresa vuole installare alcune mensole in una nicchia di 80 cm di larghezza dove riporvi 100 libri con spessore di 25 mm l'uno e 62 libri con spessore di 35 mm l'uno. Ha in progetto di acquistare 560 cm di legname per realizzare le mensole e non ha intenzione di riporre i due tipi di libri su una stessa mensola. Qual è il numero massimo di libri in più che Teresa può acquistare prima di dover installare altre mensole?

A 32 B 15 C 24 D 12 E 35

13 Paolo lavora dal lunedì al venerdì e, a settimane alterne, anche il sabato. Qual è il numero massimo di giorni lavorativi di Paolo in un mese?

A 21 B 22 C 23 D 24 E 25

14 L'orologio di una chiesa suona le ore battendo il numero corrispondente di rintocchi ogni ora dalle 9 di mattina (9 rintocchi) alle 9 di sera (9 rintocchi) e un rintocco alla mezz'ora in questo arco di tempo. Per il resto del tempo non batte alcun rintocco. Qual è il numero totale di rintocchi che l'orologio batte ogni giorno?

A 89 B 90 C 99 D 100 E 103

15 Al supermercato le confezioni di caffè da 500 g sono sempre in offerta speciale, tuttavia le offerte variano di settimana in settimana:

- **Settimana 1: una confezione da 250 g in omaggio con l'acquisto di 2 confezioni;**
- **Settimana 2: 25% di sconto sul prezzo intero;**
- **Settimana 3: una confezione in omaggio con l'acquisto di 3 confezioni;**
- **Settimana 4: 10% di sconto sul prezzo indicato e ulteriori 100 g in omaggio;**
- **Settimana 5: con l'acquisto di una confezione, la seconda è a metà prezzo.**

Sebbene le quantità cambino, il costo del caffè per 100 g in ciascuna delle offerte sopra elencate rimane invariato tutte le settimane, eccetto una: quale?

A Settimana 1
B Settimana 2
C Settimana 3
D Settimana 4
E Settimana 5

16 La tipografia "Marconi" ha deciso di stampare il nuovo elenco telefonico in caratteri più piccoli per risparmiare carta. Di conseguenza, ora si possono stampare 4 colonne per pagina invece di 3. Ogni colonna contiene, inoltre, il 25% in più di nominativi rispetto al vecchio elenco che aveva 750 pagine. Quante pagine ha il nuovo elenco telefonico?

A 250 pagine
B 300 pagine
C 450 pagine
D 500 pagine
E 600 pagine

17 **Individuare il termine la cui etimologia NON segue la stessa "logica" degli altri:**

A Antonomasia

B Omofonia

C Omonimia

D Pronominale

E Toponomastica

18 **Quale tra le coppie di termini proposti completa logicamente la seguente proporzione verbale:**

x : montagna = faccia : y

A x = sommità; y = nuca

B x = collina; y = pentagono

C x = mare; y = testa

D x = vetta; y = arto

E x = versante; y = esaedro

19 **Quale tra le coppie di termini proposti completa logicamente la seguente proporzione verbale:**

x : scommesse = tabagismo : y

A x = ludoteca; y = tabasco

B x = gioco d'azzardo; y = botulismo

C x = ludoterapia; y = dipendenza

D x = ludopatia; y = tabacco

E x = patologia; y = manicheismo

20 **Quali parole vanno sostituite ai numeri per dare un senso compiuto e logico alla frase seguente?**

"La direttrice non ha avuto nulla da ___(1)___, poiché negli ultimi anni le era già capitato di dover___(2)___una richiesta simile da parte di almeno una dozzina di persone, tutte seguaci del Pastafarianesimo, una religione ___(3)___."

A (1) epurare; (2) ostruire; (3) pudica

B (1) obiettare; (2) esaudire; (3) parodistica

C (1) assentire; (2) dilazionare; (3) faziosa

D (1) acconsentire; (2) reiterare; (3) parossistica

E (1) auspicare; (2) interdire; (3) miliare

Cultura generale

21 In quale città si è tenuta l'*Esposizione universale* del 1900?

- A Milano
- B Londra
- C Parigi
- D Berlino
- E Lisbona

22 Quale tra le seguenti personalità politiche italiane NON è mai stato eletto Presidente della Repubblica?

- A Giuseppe Saragat
- B Giovanni Gronchi
- C Carlo Azeglio Ciampi
- D Giovanni Spadolini
- E Luigi Einaudi

Biologia

23 Le cellule procariote ed eucariote possono entrambe avere:
1. guanina
2. ribosomi
3. flagelli

A Solo 1 e 2
B Solo 1 e 3
C Solo 2 e 3
D Solo 2
E Tutte

24 L'immagine al microscopio elettronico mostra all'interno di una cellula del fegato umano decine di organelli di forma simile e di dimensioni comprese tra 0,25 μm e 0,75 μm. Questi organelli hanno una membrana singola e liscia. Quali tra gli organelli elencati di seguito potrebbero essere?

A Lisosomi
B Mitocondri
C Centrioli
D Nucleoli
E Ribosomi

25 Quale tra i composti elencati di seguito NON è un prodotto del ciclo di Calvin?

A Fosfato inorganico
B Diossido di carbonio
C $NADP^+$
D Trioso fosfato
E ADP

26 Qual è il massimo numero possibile di legami idrogeno tra mRNA e tRNA in un ribosoma durante la traduzione?

A 3
B 6
C 9
D 12
E 18

27 Quale delle seguenti affermazioni è corretta?

A La selezione naturale e la selezione artificiale agiscono sui geni

B La selezione naturale agisce sugli alleli, mentre la selezione artificiale agisce sui geni

C La selezione artificiale agisce sugli alleli, mentre la selezione naturale agisce sui geni

D La selezione naturale e la selezione artificiale agiscono sugli alleli

E La selezione naturale agisce sui geni, mentre la selezione artificiale agisce sui cromosomi interi

28 La tabella mostra la concentrazione massima di glucosio, ossigeno e urea espressa nelle stesse unità arbitrarie (u.a.) prese in diversi vasi sanguigni in un mammifero sano.

Vaso sanguigno	Glucosio (u.a.)	Ossigeno (u.a.)	Urea (u.a.)
X	0,9	39	0,6
Y	1,3	40	1,4
Z	0,8	91	1,4

Quale delle seguenti opzioni identifica correttamente i vasi sanguigni?

A X = Vena renale; Y = Vena porta; Z = Vena polmonare

B X = Vena porta; Y = Vena renale; Z = Vena polmonare

C X = Vena porta; Y = Vena polmonare; Z = Vena renale

D X = Vena polmonare; Y = Vena porta; Z = Vena renale

E X = Vena renale; Y = Vena polmonare; Z = Vena porta

29 Date le seguenti tre modalità di regolazione dell'espressione genica in eucarioti, quale/i avviene/avvengono prima della traduzione?

1. Splicing alternativo di pre-mRNA.

2. Alterazione epigenetica del DNA attraverso metilazione.

3. Rimozione per via enzimatica di peptidi segnale da una proteina precursore.

A Solo 1

B Solo 1 e 2

C Solo 2 e 3

D Solo 3

E Tutte

30 Quale delle seguenti affermazioni descrive correttamente il glicogeno umano?

1. È un polimero del glucosio.

2. È un ormone prodotto dal pancreas.

3. Può essere accumulato come fonte di energia in cellule epatiche e muscolari.

A Solo 1
B Solo 1 e 2
C Solo 1 e 3
D Solo 2
E Solo 3

31 Un uomo che non ha mai ricevuto una trasfusione di sangue ha gruppo sanguigno di tipo AB.
Quale/i delle seguenti affermazioni descrive/ono correttamente questo individuo?

1. Possiede anticorpi anti-A e anti-B.

2. Ha un fenotipo che indica co-dominanza.

3. Ha alcune cellule con solo l'antigene A e alcune cellule con solo l'antigene B.

A Solo 1
B Solo 1 e 2
C Solo 2
D Solo 2 e 3
E Solo 3

32 Un gene viene trasferito da una cellula animale di una specie X ad una cellula di un altro organismo Y.
Quale dei seguenti organismi indicati di seguito potrebbe essere Y?

1. Un altro animale di specie X.

2. Un animale di un'altra specie.

3. Un batterio.

A Solo 1 e 2
B Solo 1 e 3
C Solo 2 e 3
D Solo 3
E Tutti

33 Si consideri un neurone sensoriale umano coinvolto nel riflesso patellare. Che cosa dovrà attraversare, per primo, la membrana post-sinaptica di questo neurone affinché si generi un potenziale d'azione?

A Na^+
B Ca^{2+}
C Neurotrasmettitore
D K^+
E ATP

34 Dati i seguenti processi:

1. fermentazione alcolica

2. glicolisi

3. fosforilazione ossidativa

4. ciclo di Krebs

Quali avvengono esclusivamente all'interno di organelli di cellule eucariote, come ad esempio il lievito?

A Solo 1 e 2

B Solo 1, 3 e 4

C Solo 1 e 4

D Solo 2, 3 e 4

E Solo 3 e 4

35 Negli esseri umani, una specifica malattia è causata da un allele recessivo posto sul cromosoma X. In uno stato, in un anno, nascono 5000 bambini e tutti hanno una coppia normale di cromosomi sessuali. Tra questi bambini, 80 maschi e 15 femmine manifestano la malattia, mentre 1920 sono maschi sani. 2085 femmine nascono senza l'allele recessivo e 900 sono portatrici sane della malattia.

Se da ogni bambino nato in questo anno si prelevasse una sola cellula della guancia, quale sarebbe il numero totale di copie dell'allele recessivo presente?

A 95

B 110

C 995

D 1010

E 1090

36 Quali delle seguenti strutture si trova al limite tra la vena cava superiore e l'atrio destro del cuore umano?

A Il fascio di His

B Nodo seno-atriale

C Nodo atrio-ventricolare

D Fibre del Purkinje

E Valvole semilunari

37 **In una donna sana, quattro ormoni sono rilasciati a livelli diversi durante il ciclo mestruale. L'aumento del rilascio di uno di questi ormoni promuove l'evento successivo.**

Quale delle opzioni possibili elencate di seguito mostra la corretta sequenza del rilascio degli ormoni a partire dall'inizio della mestruazione?

[→ = seguito da]

A FSH → estrogeno → progesterone → LH

B Estrogeno → FSH → progesterone → LH

C FSH → estrogeno → LH → progesterone

D Estrogeno → progesterone → LH → FSH

E Progesterone → estrogeno → LH → FSH

38 **Quale delle seguenti cellule del corpo umano contiene l'acrosoma?**

A Un bastoncello

B Uno spermatozoo

C Una cellula uovo

D Un fagocita

E Un linfocita

39 **Quale delle seguenti affermazioni descrive correttamente le caratteristiche della contrazione del muscolo scheletrico umano?**

A Gli ioni calcio si legano alla tropomiosina, causano il movimento della troponina ed espongono i siti di legame della miosina per l'actina

B Gli ioni calcio si legano alla troponina, causano il movimento della tropomiosina ed espongono i siti di legame della miosina per l'actina

C Gli ioni calcio si legano all'actina, causano il movimento della tropomiosina ed espongono i siti di legame dell'actina per la miosina

D Gli ioni calcio si legano alla troponina, causano il movimento della tropomiosina ed espongono i siti di legame dell'actina per la miosina

E Gli ioni calcio si legano alla tropomiosina, causano il movimento della troponina ed espongono i siti di legame dell'actina per la miosina

40 **Quale dei seguenti composti biochimici NON ha un numero pari di atomi di carbonio?**

A Glucosio

B Deossiribosio

C Amilopectina

D Amilosio

E Maltosio

Chimica

41 **Nella tabella sottostante sono riportati i valori delle prime otto energie di ionizzazione di un elemento il cui numero atomico è minore di 20:**

	I	II	III	IV	V	VI	VII	VIII
energia di ionizzazione (kJ mol^{-1})	578	1817	2745	11577	14842	18379	23326	27465

A quale Gruppo della Tavola Periodica appartiene l'elemento?

A Gruppo 1

B Gruppo 2

C Gruppo 13

D Gruppo 14

E Gruppo 15

42 **Considerando le reazioni all'equilibrio sottostanti, in quale delle reazioni verrà prodotta una quantità maggiore di X in entrambi i casi in cui si abbia o un aumento della temperatura o un aumento della pressione?**
[Si assuma che non avvenga un cambiamento di stato quando temperatura o pressione vengono cambiate]

A $2\,Q(g) \rightleftharpoons X(g)$ — la reazione diretta è endotermica

B $Q(g) + R(g) \rightleftharpoons 3\,X(g) + T(g)$ — la reazione diretta è esotermica

C $Q(g) + R(g) \rightleftharpoons 2\,X(g)$ — la reazione diretta è esotermica

D $Q(g) + R(g) \rightleftharpoons 2\,X(g) + T(g)$ — la reazione diretta è endotermica

E $Q(g) + R(g) \rightleftharpoons X(g)$ — la reazione diretta è esotermica

43 **A temperatura ambiente le sostanze sottostanti sono tutte dei gas. Quale di queste sostanze avrà il più alto punto di ebollizione?**

A CO

B H_2S

C CH_4

D NH_3

E NF_3

44 **Data l'equazione:**

$$3\ Cu + x\ HNO_3 \rightarrow y\ Cu(NO_3)_2 + z\ H_2O + 2\ NO$$

Quale valore devono avere i coefficienti *x* e *z* affinché l'equazione sia bilanciata?

A $x = 4; z = 2$ B $x = 8; z = 4$ C $x = 6; z = 3$ D $x = 10; z = 5$ E $x = 2; z = 1$

45 **Le seguenti soluzioni acquose acide hanno diversi valori di pH:**

1. 0,2 mol dm^{-3} HCl
2. 0,1 mol dm^{-3} HNO_3
3. 0,2 mol dm^{-3} H_2SO_4
4. 0,1 mol dm^{-3} CH_3COOH

Quale delle seguenti opzioni rappresenta la sequenza delle soluzioni in ordine crescente di pH (da sinistra a destra)?

A 1, 3, 2, 4
B 2, 4, 1, 3
C 3, 1, 2, 4
D 4, 2, 1, 3
E 4, 3, 1, 2

46 **Quando 1,2 g di magnesio reagiscono completamente con acido solforico diluito e in eccesso, il magnesio solfato prodotto viene separato, disidratato e ha un peso finale di 5,5 g.**

La reazione è:

$$Mg + H_2SO_4 \rightarrow MgSO_4 + H_2$$

Qual è la resa di magnesio solfato in percentuale?
[Si assuma massa atomica relativa: Mg = 24; S = 32; O = 16]

A 8% B 22% C 71% D 80% E 92%

47 **Qual è il volume minimo di una soluzione acquosa di idrossido di potassio 0,150 mol/l necessario per neutralizzare completamente una soluzione acquosa contenente 5×10^{-3} mol di acido succinico ($HOOCCH_2CH_2COOH$)?**

A 16,7 ml B 33,3 ml C 66,7 ml D 167 ml E 300 ml

48 **Qual è il nome sistematico IUPAC del composto organico con formula $CH_3CBr_2CH(OH)(CH_2)_4CH_3$?**

A 2,2-dibromo-ottan-3-olo
B 2,2-dibromo-eptan-3-olo
C 7,7-dibromo-eptan-6-olo
D 7,7-dibromo-ottan-1-olo
E 2,2-dibromo-ottan-2-olo

49 Quali sono l'angolo di legame e la struttura tridimensionale dello ione ammonio? [Secondo la teoria VSEPR]

A) struttura = planare quadrata — angolo di legame = 90°

B) struttura = tetraedrica — angolo di legame = 109,5°

C) struttura = piramidale a base quadrata — angolo di legame = 107°

D) struttura = piramidale a base quadrata — angolo di legame = 109,5°

E) struttura = tetraedrica — angolo di legame = 90°

50 Un atomo ha configurazione elettronica 2, 8, 18, 7.

Quale delle opzioni sottostanti riporta la posizione corretta di questo elemento nella tavola periodica (periodo e gruppo) e la carica dello ione nel suo composto ionico binario (carica)?

A) periodo: 3; gruppo: 17; carica: 1-

B) periodo: 4; gruppo: 15; carica: 1-

C) periodo: 4; gruppo: 15; carica: 2-

D) periodo: 4; gruppo: 17; carica: 1-

E) periodo: 4; gruppo: 17; carica: 1+

51 Il calcio e lo stronzio sono entrambi elementi del gruppo 2 della tavola periodica. Il calcio ha numero atomico 20 e lo stronzio ha numero atomico 38.

Quale delle seguenti affermazioni è corretta?

A) Entrambi i metalli reagiscono con l'ossigeno per formare ossidi basici con formula MO (dove M sta per Ca o Sr)

B) Il primo potenziale di ionizzazione del calcio è inferiore a quello dello stronzio

C) Lo stronzio ha un raggio atomico più piccolo del calcio

D) Entrambi gli elementi reagiscono con il cloro per formare composti covalenti con formula MCl_2 (dove M sta per Ca o Sr)

E) Lo stronzio è più elettronegativo del calcio

52 Dell'acqua viene aggiunta a 10 cm^3 di una soluzione acquosa di acido cloridrico 2 mol dm^{-3} in modo da ottenere 1000 cm^3 di acido cloridrico diluito. Di quanto varia il valore del pH della soluzione acida?

A) Il valore del pH aumenta di 2

B) Il valore del pH aumenta di 1

C) Il valore del pH rimane invariato

D) Il valore del pH diminuisce di 1

E) Il valore del pH diminuisce di 2

Matematica e Fisica

53 **Un gruppo di 10 ciclisti è composto da 6 uomini e 4 donne. I 10 ciclisti pesano in media 74 kg. Il peso medio dei 6 uomini è 82 kg.**
Quanto pesano in media le 4 donne?

A 62 kg B 63 kg C 64,5 kg D 66 kg E 72 kg

54 **Quale delle seguenti è un'equazione di una retta perpendicolare alla retta** $\mathbf{4x + 6y = 5}$ **?**

A $4x - 6y = 21$
B $x + 3y = 1$
C $3x - 2y = 14$
D $6x + 4y = 17$
E $2x + 3y = 5$

55 **La probabilità con cui un paziente deve attendere meno di dieci minuti il proprio turno in un ambulatorio medico è 0,8.**
Qual è la probabilità che una paziente che si reca due volte presso l'ambulatorio medico attenda, almeno una delle due volte, meno di dieci minuti prima di essere ricevuta dal medico?

A 0,04
B 0,25
C 0,64
D 0,8
E 0,96

56 **La dose di "Nutridrixol" che deve essere prescritta ad un paziente dipende dal suo peso espresso in kg (*m*) e può essere calcolata considerando:**

$$D = \frac{2m + 20}{3}$$

La dose, in mg, è data dal valore di *D* approssimato al multiplo di 10 più vicino. Qual è il peso minimo (in kg) dei pazienti a cui viene prescritta una dose di 60 mg di "Nutridrixol"?

A 65
B 72,5
C 75
D 77,5
E 80

57 Il volume di una data massa di un gas ideale viene trasformato adiabaticamente.

Quale tra le seguenti affermazioni riguardanti questa trasformazione deve essere vera?

A La pressione NON cambia

B La variazione di temperatura assoluta è direttamente proporzionale alla variazione di pressione

C La variazione di volume è istantanea

D NON vi è alcuno scambio di energia termica con l'ambiente circostante

E La temperatura assoluta NON cambia

58 Due particelle cariche e isolate sono poste, nel vuoto, a una certa distanza. La forza elettrostatica tra le due particelle è di 4,0 N. Quale sarebbe il valore della forza elettrostatica se la distanza tra le particelle fosse dimezzata?

A 1,0 N

B 2,0 N

C 4,0 N

D 8,0 N

E 16,0 N

59 Un corpo di massa *m* è inizialmente a riposo. La velocità del corpo varia uniformemente da zero a *v* nel tempo *t*.

Cosa rappresenta l'espressione mv/t per il corpo considerato?

A L'accelerazione media

B La quantità di moto finale

C La potenza media

D La forza risultante

E L'energia cinetica finale

60 Un tram sta viaggiando lungo dei binari dritti e orizzontali ad una velocità di 12,0 $m\ s^{-1}$ quando vengono attivati i freni. A causa di questo, il tram decelera con un tasso costante di 1,50 ms^{-2} fino a fermarsi.

Qual è la distanza percorsa dal tram nel tempo totale in cui ha decelerato?

A 18,0 m

B 48,0 m

C 96,0 m

D 108,0 m

E 216,0 m

Soluzioni e commenti

1 Il quesito chiede il messaggio principale del brano che, si ricorda, coincide con la conclusione dello stesso. Nel brano proposto la conclusione si trova a metà del testo quando si afferma che il bollo dovrebbe essere abolito e questa entrata fiscale andrebbe sostituita con un incremento dell'imposta sul carburante. Tale conclusione è riportata dall'alternativa **C**, soluzione del quesito.

2 Il testo afferma che molte persone decidono di praticare alcune attività decisamente rischiose, consapevoli delle possibili conseguenze sulla propria vita o salute. Le stesse persone, però, afferma il testo, di fronte ad attività meno rischiose, ma indipendenti dalle loro azioni dirette, pretendono che il governo garantisca che non si corrano rischi ad affrontarle. Nel brano è, quindi, sostenuto quanto affermato dall'alternativa **D** e cioè che molte persone non hanno un atteggiamento coerente di fronte al rischio.

3 La supposizione implicita è quella condizione che viene posta (senza dimostrarla esplicitamente) come necessariamente vera affinché, date le premesse del brano, si possa arrivare alla conclusione da questo proposta. Se tale supposizione, quindi, non fosse vera, la conclusione del brano non sarebbe deducibile. L'esercizio afferma che, leggendo gli annunci on-line, si osserva come l'80% delle donne cerchino corteggiatori dotati di buon senso dell'umorismo e come i risultati di un sondaggio rivelino che per 8 donne su 10 il senso dell'umorismo sia più importante dell'aspetto fisico e dei soldi. Il brano conclude quindi che per far colpo su una donna l'unica caratteristica necessaria è il senso dell'umorismo. Per poter concludere questo però si deve supporre che l'opinione espressa dalle donne negli annunci on-line o nel sondaggio coincida proprio quella di tutte le donne (come espresso dall'alternativa **E**). Se così non fosse, infatti, non si potrebbe concludere che unica condizione necessaria per fare colpo su una donna è possedere senso dell'umorismo, perché potrebbe essere sufficiente anche un'altra qualità. La **E** è quindi la soluzione del quesito.

4 Individuare il passaggio logico errato vuol dire trovare quella alternativa che, date le premesse proposte, mostri come la conclusione a cui arriva il brano non sia vera, che indichi il perché tale conclusione sia opinabile o non corretta. La prima premessa del brano è che gli animalisti ritengono che far vivere uno squalo in un acquario possa causare grandi problemi all'animale. Una seconda premessa, che si contrappone alla prima, è che in alcuni Paesi gli squali vengono pescati e dopo aver tagliato loro la pinna e rigettati in mare per lasciarli morire. Utilizzando tale seconda premessa il brano conclude che per gli squali è meglio vivere male in un acquario piuttosto che rischiare la fine fatta in alcuni Paesi. La conclusione che sia accettabile far vivere male uno squalo in un acquario, però, non è per forza vera e ci si arriva nel testo mediante un'ar-

gomentazione fallace perché "non conseguente" (altre fallacie logiche si verificano quando si produce una versione falsa della contro-argomentazione, quando viene attaccato l'autore del ragionamento o quando si scambiano premesse con conclusione o ancora si presuppone un nesso causale); in questo caso, si giustifica un'azione sbagliata sulla base di un'altra altrettanto sbagliata (A soluzione del quesito).

5 L'alternativa che rafforza quanto sostenuto nel brano è quella alternativa che propone un ulteriore elemento (non citato nel brano) che, se vero, permetterebbe di passare con ancora maggiore facilità dalle premesse alla conclusione del ragionamento in esame. La prima premessa del brano è che, a causa della recessione, il prezzo del rame è triplicato per l'aumento della domanda dello stesso. Altra premessa è che però anche in un momento di ripresa economica il prezzo del rame continua a crescere. Da tutto questo il brano conclude che oltre alla recessione sono anche altri i fattori che determinano l'aumento della domanda e quindi del prezzo del rame. L'alternativa che rafforza questo ragionamento, e quindi la soluzione del quesito, è la D (l'incremento di produzione da parte dei Paesi emergenti di produzione di elettrodomestici che richiedono componenti in rame) che, se vera, introduce un ulteriore elemento a sostegno della tesi proposta dal brano.

6 Il brano arriva alla conclusione che si dovrebbe introdurre l'insegnamento delle lingue straniere nelle scuole il prima possibile. Questa conclusione nasce dall'accostamento tra il periodo favorevole all'apprendimento della prima lingua (che deve avvenire entro i dieci anni) e il periodo per l'apprendimento di una seconda lingua. Il fatto che il brano possa affermare che, come esiste un limite temporale per l'apprendimento della prima lingua quella stessa finestra debba essere sfruttata per apprendere una seconda lingua, si giustifica solo se si accetta la supposizione implicita che i meccanismi dell'apprendimento di una siano equivalenti o molto simili a quelli per l'apprendimento dell'altra. La risposta corretta è pertanto la B.

7 La condizione posta dal brano per sciare piacevolmente è che ci sia neve fresca e che ci sia una giornata di sole. Dal momento che questa situazione si verifica (ieri notte ha nevicato e ora il cielo è sereno) allora posso concludere che avrò una giornata ideale per sciare. Allo stesso modo, stabilita la condizione per ottenere più facilmente promozioni (avere maggiore esperienza), se questa si verifica nel caso del signor Rossi allora posso concludere che egli farà carriera: risposta C. Le altre alternative propongono invece o situazioni in cui la condizione posta non si verifica o ragionamenti basati su condizioni necessarie.

8 Il principio alla base di questo esercizio è che i costi derivanti da una scelta autonoma debbano ricadere su chi la compie. Interventi di chirurgia estetica non necessari sono una scelta del singolo paziente e pertanto a lui spettano i costi. Analogamente, se si compie la libera scelta di cercare lavoro in una città diversa da quella di residenza, se ne devono sostenere i costi. La risposta corretta è quindi la E.

9 È possibile tradurre le tre affermazioni indicando il nord con il simbolo > (maggiore) e il sud con il simbolo < (minore). Se R (Rongfeldt) non si trova più a nord di S (Sgybo) allora vuol dire che S sarà più a nord o almeno a latitudine pari rispetto a R. L'affermazione 1 può quindi essere scritta come $S \geq R$. La seconda affermazione può essere scritta come $S < R$ e infine la terza come $S \geq R$. La prima e la terza sono dunque equivalenti. La risposta esatta è pertanto la C.

10 Poiché sono 8 i gironi, vuol dire che, finiti i gironi, ci sono 8 squadre vincitrici che accedono alla seconda fase a scontri diretti. Alla fine di questa seconda fase la vincitrice del torneo avrà affrontato in tutto 3 partite (nella prima vengono eliminate 4 delle 8 squadre, nella seconda 2 delle 4 squadre rimaste e nella terza viene designata la vincitrice). Poiché la squadra ha in tutto giocato 8 partite, allora nel girone (dove ha affrontato le altre squadre una sola volta) ne deve aver disputate 5 e quindi ogni girone è formato da 6 squadre. Se ci sono 8 gironi le squadre in tutto sono 48 (D soluzione del quesito).

Si può risolvere il quesito anche partendo dalle alternative e provandole. Si vede per esempio che si può escludere immediatamente l'alternativa 8: se le squadre sono divise in 8 gruppi il totale delle squadre non può essere proprio 8 (i gironi sarebbero formati infatti da una sola squadra e questo non avrebbe senso).

11 Se Michele viaggia a velocità costante verso est per 2 minuti e poi verso ovest per 2 minuti, si ritrova al punto di partenza. Appare dunque evidente che il percorso indicato dal testo dell'esercizio equivale a portare Michele dal punto X al punto Y con un movimento verticale della durata di 6 minuti (3 + 3), alla velocità media di 30 km/h.

Lo spazio percorso (che corrisponde alla distanza in linea d'aria tra il punto di partenza e il punto di arrivo) può essere agevolmente calcolato tramite la nota formula:

$S = V \times t = 30 \text{ km/h} \times 60 \text{ min} = 3 \text{ km}$ (risposta B).

12 Su ogni mensola è possibile mettere 32 libri con spessore pari a 25 mm ($32 \times 2{,}5$ cm = 80 cm) e dunque per disporre tutti i 100 libri occorrono 4 mensole: 3 occupate interamente da 96 libri e 1 occupata dai 4 libri rimanenti e che potrà accogliere ulteriori 28 libri del medesimo spessore.

Analogamente, ogni mensola può contenere al massimo 22 libri con spessore di 35 mm ($22 \times 3{,}5$ cm = 77 cm); dunque per posizionare tutti i 62 libri occorrono 3 mensole: 2 occupate interamente da 44 libri e 1 occupata dai 18 libri rimanenti e che potrà accogliere ulteriori 4 libri del medesimo spessore.

Prima di installare nuove mensole Teresa potrà dunque inserire nella libreria ancora $28 + 4 = 32$ libri.

La risposta corretta è quindi la A.

13 Poiché il testo richiede il numero massimo possibile di giorni lavorativi in un mese, consideriamo un mese con il maggior numero di giorni (dunque 31). Tale mese contiene 4 settimane intere – per un totale di 22 giorni lavorativi (5 giorni a settimana dal lunedì a venerdì, a cui si aggiungono 2 sabati su 4 totali) – più i 3 giorni finali, dal 29 al 31. Se tali 3 giorni non contengono sabato e domenica si ottiene il massimo possibile di giorni lavorativi, per un totale di $22 + 3 = 25$ (risposta E).

14 Nell'arco del giorno si hanno 12 rintocchi alla mezz'ora più i rintocchi di ogni ora dalle 9 del mattino alle 9 di sera; questi ultimi sono pari somma seguente:

$$9 + 10 + 11 + 12 + 1 + 2 + 3 + 4 + 5 + 6 + 7 + 8 + 9 = 87$$

In totale, dunque, i rintocchi sono 12 + 87 = 99. La risposta corretta è dunque la **C**.

15 Supponiamo per comodità che ogni confezione di caffè da 500 g costi a prezzo pieno 5 €.

Settimana 1: in tutto spendo 10 € per ottenere 1,250 kg. Per conoscere il prezzo di 100 g di caffè posso utilizzare la seguente proporzione

$$10\ € : 1{,}250 = X : 0{,}1 \quad \text{con } X = 0{,}8\ €$$

Settimana 2: con il 25% di costo i 500 g della confezione costa 3,75 €, invece che 5 €. Se divido per 5 ottengo il prezzo dei 100 g che sarà pari a 0,75 €.

Settimana 3: pago 5 € euro ognuna delle prime tre confezioni ottenendone una gratis in più. Ho così speso 15 € per ottenere 2 kg di caffè. Anche qui mi affido a una proporzione:

$$15\ € : 2 = X : 0{,}1 \quad \text{con } X = 0{,}75\ €$$

Settimana 4: con il 10% di sconto pago 4,5 € la confezione da 500 g. In più ho ulteriori 100g in omaggio. La proporzione diventa:

$$4{,}5\ € : 0{,}6 = X : 0{,}1 \quad \text{con } X = 0{,}75\ €$$

Settimana 5: pago 5 € + 2,5 € per avere 1 kg di caffè:

$$7{,}5\ € : 1 = X : 0{,}1 \quad \text{con } X = 0{,}75\ €$$

Risulta evidente come l'unica settimana in cui il prezzo varia per 100 g di caffè è la settimana 1 dove costa 0,8 € invece dei 0,75 € di tutte le altre. La risposta corretta è quindi la **A**.

16 Quando era stampato su 3 colonne, l'elenco telefonico della tipografia Marconi aveva 750 pagine. Il quesito afferma che, volendo risparmiare, la tipografia aggiunge per ogni foglio una colonna e ogni colonna ha il 25% di nominativi in più e chiede di trovare quante pagine ha ora il nuovo elenco.

Se si assume che ogni colonna del vecchio elenco ha 100 nominativi (un numero comodo per fare i calcoli), allora in 3 colonne ci sono 300 nominativi per un totale di 225.000 nominativi considerando le 750 pagine.

Se nel nuovo elenco le pagine hanno una colonna in più (4) e ogni colonna ha il 25% in più di nominativi (quindi 125) rispetto al vecchio elenco, allora ogni pagina ha 500 nominativi (125 per colonna × 4 = 500)

Dividendo il numero di nominativi totali (225.000) per il numero di nominativi per pagina (500), si ottiene il numero di pagine totali 450: la risposta corretta è quindi la **C**.

Un altro modo per risolvere l'esercizio è il seguente: poiché ogni pagina del nuovo elenco ha 4 colonne contro le 3 del vecchio, il nuovo ha dunque un numero di colonne pari ai 4/3 del vecchio. Poiché però ogni colonna ha il 25% di nominativi in più, le colonne del nuovo elenco hanno una capacità pari ai 5/4 di quelli del precedente (si mettono 1/4 in più di nominativi ogni colonna). In tutto il nuovo elenco ha una capacità pari a 4/3 × 5/4 cioè 5/3 del vecchio. A parità di nominativi da inserire, quindi il nuovo elenco ha una dimensione pari ai 3/5 del vecchio quindi pari a 450 pagine (450 è proprio pari ai 3/5 di 750).

17 L'esercizio richiede di trovare l'unico termine che non è in relazione etimologica (l'etimologia è lo studio dell'origine delle parole) con le altre. La risposta corretta è *omofonia*, termine che si usa per descrivere la relazione che intercorre tra due parole che hanno la stessa pronuncia ma significato diverso. Tutte le altre quattro invece originano dalla parola greca o latina che significa "nome". Risposta **B**.

18 La relazione che esiste tra i due termini a destra e a sinistra dell'uguale è "x è una parte di y". L'unica alternativa che soddisfa questa relazione è la **E** ossia x = versante e y = esaedro: il versante è una parte della montagna così come la faccia è una parte dell'esaedro.

19 Anche qui si tratta di trovare lo stesso schema di relazione tra x e y. In questo caso la relazione da ricercare è che "x è una patologia legata all'abuso di y". La soluzione è quindi ovviamente x = ludopatia e y = tabacco: risposta **D**.

20 In questo esercizio dovendo riempire gli spazi vuoti con termini attinenti al senso complessivo della frase si può sfruttare il fatto che alcune alternative sono palesemente inadatte: "...dover *ostruire* una richiesta..." e "...dover *interdire* una richiesta..." sono quindi immediatamente da scartare. Leggendo con più attenzione le alternative rimaste è possibile escludere anche "...una religione *parossistica*" non essendo il termine *parossistico* (cioè affetto da agitazione) un termine che descrive di norma le caratteristiche di una qualsivoglia religione. Rimane quindi la sequenza corretta, indicata dalla lettera **B**, facile da riconoscere grazie al termine *obiettare*, tipico dell'espressione di uso comune.

21 Dal 15 aprile al 12 novembre del 1900 Parigi fu la sede prescelta per la prima esposizione universale del XX secolo. Fu un grande successo, i padiglioni di 58 paesi furono visitati da oltre 50 milioni di spettatori e Parigi fu abbellita con importanti monumenti e infrastrutture, come per esempio la Gare d'Orsay (oggi museo), la Gare de Lyon e la linea 1 della metropolitana parigina.
La risposta corretta è quindi la **C**.

22 Il presidente della Repubblica è la più importante figura istituzionale rappresentativa dello Stato italiano. Viene eletto dal parlamento in seduta comune, dura in carica sette anni ed esercita numerose e indispensabili funzioni per il corretto andamento della vita istituzionale; per esempio, è compito del presidente della Repubblica la ratifica dei trattati internazionali, dichiarare lo stato di guerra, indire nuove elezioni, promulgare le leggi, indire i referendum, nominare il presidente del Consiglio, presiedere il Consiglio supremo di difesa e detenere il comando delle forze armate italiane, sciogliere le Camere e concedere la grazia.
Tra gli importanti personaggi indicati dalle alternative del quesito, Luigi Einaudi è il secondo presidente della Repubblica, eletto nel 1948 e in carica fino al 1955; il successore, è stato proprio Giovanni Gronchi (1955-1962). Saragat ricoprì la prestigiosa carica dal 1964 al 1971; Carlo Azeglio Ciampi, dopo una lunga carriera in Banca d'Italia e alcune significative esperienze istituzionali (ministro del Tesoro, ministro del Bilancio, presidente del Consiglio) è stato nominato alla presidenza della Repubblica nel 1999 ed è rimasto in carica fino al 2006.

La risposta corretta è dunque la D, Giovanni Spadolini: storico, giornalista, docente universitario, ministro (della difesa, della pubblica istruzione, dei beni culturali) in varie legislature, presidente del Consiglio e presidente del Senato della Repubblica, non fu però mai eletto presidente della Repubblica.

23 Le cellule procariote, a differenza delle eucariote, sono prive di un nucleo delimitato da membrana e di organuli cellulari, a eccezione dei ribosomi. Il materiale genetico è dato da una molecola di DNA circolare. Come in tutti gli organismi, il DNA è formato da nucleotidi, che si differenziano per la base azotata, che può essere adenina, citosina, guanina o timina. Sia le cellule eucariote che quelle procariote possono essere dotate di flagelli. Si conclude che entrambi i tipi cellulari possono avere guanina, ribosomi e flagelli; la risposta esatta è quindi la E.

24 I mitocondri sono dotati di una doppia membrana e quella interna forma estroflessioni dette creste; i ribosomi e i nucleoli non possiedono membrana; neppure i centrioli sono delimitati da membrana, inoltre sono presenti in coppia e non sono mai numerosi. Gli organuli cui fa riferimento il quesito sono i lisosomi e la risposta corretta è la A.

25 Il ciclo di Calvin comprende una serie di reazioni che, durante la fase oscura della fotosintesi, trasformano le molecole di anidride carbonica in glucosio. Questo processo di organicazione sfrutta le molecole di ATP e di NDPH prodotte durante la fase luminosa della fotosintesi. Durante il ciclo di Calvin, quindi, il NADPH si ossida a $NADP^+$ e l'ATP si trasforma in ADP e fosfato inorganico. Possiamo stabilire che $NADP^+$, ADP e fosfato inorganico sono prodotti del ciclo di Calvin, il diossido di carbonio invece non è un prodotto bensì un reagente. La risposta esatta è la B.

26 Durante la traduzione l'mRNA scorre sui ribosomi ed espone sul ribosoma due codoni alla volta. Un codone è formato da tre nucleotidi, che contengono le basi azotate adenina, guanina, citosina, o uracile. Fra uracile a adenina si formano due legami a idrogeno, mentre fra guanina e citosina se ne formano tre. Supponendo che ognuna delle 6 basi azotate presenti in un dato momento sul ribosoma formi tre legami a idrogeno, se ne formano al massimo 18. La risposta esatta è la E.

27 La selezione naturale è il principale meccanismo che guida l'evoluzione dei viventi. Tutti gli esseri viventi generano organismi simili a sé stessi ma con una notevole variabilità fra i singoli. Dato che di solito la prole è troppo numerosa rispetto alle risorse disponibili, solo gli organismi che mostrano le caratteristiche più adatte all'ambiente in cui si trovano, sopravvivono e arrivano a riprodursi, trasmettendo alla prole le loro caratteristiche (selezione naturale). La selezione artificiale funziona nello stesso modo, a differenza del fatto che non è l'ambiente a "scegliere" gli organismi più adatti ma è l'uomo, in base alle proprie esigenze. In ogni caso, sia la selezione naturale che la selezione artificiale agiscono sugli alleli, cioè sulle diverse forme in cui un gene si può presentare. In un ottica neodarwinista, l'evoluzione è definita come un cambiamento nelle frequenze alleliche di una popolazione: i geni non scompaiono dalla popolazione, ma cambia la frequenza dei diversi alleli. La risposta corretta è la D.

28 Per rispondere al quesito dobbiamo ricordare che la concentrazione di ossigeno è elevata nelle arterie del circolo sistemico e nelle vene polmonari, mentre è ridotta nelle vene del circolo sistemico e nelle arterie polmonari. Questo ci permette di escludere le risposte **C**, **D** ed **E**, perché il vaso Z, in cui la concentrazione di ossigeno è molto elevata, non può essere la vena renale, né la vena porta. L'urea è presente in bassa concentrazione nella vena renale, perché questo vaso trasporta il sangue refluo dal rene, dopo il processo di filtrazione che da cui si forma l'urina, in cui l'urea si concentra per essere eliminata. D'altra parte il glucosio è elevato nella vena porta, che trasporta dall'intestino al fegato sostanze nutrienti derivate dalla digestione. La riga che identifica le combinazioni corrette è quindi la **A**.

29 L'espressione genica negli eucarioti è regolata in modo complesso, a più livelli. La metilazione (n. 2) interessa tratti di DNA che non devono essere trascritti in RNA, quindi avviene prima della traduzione (o sintesi proteica). Lo splicing (n. 1) è il processo che permette la rimozione degli introni dal trascritto primario di RNA, per trasformarlo nell'mRNA maturo, anche questa fase quindi precede la traduzione. Una volta che un polipeptide è stato sintetizzato, possono essere necessarie modifiche post-traduzione per trasformarlo nella proteina "attiva", questo processo può richiedere la rimozione di peptidi segnale (n. 3); in questo caso si tratta di un processo che avviene dopo la traduzione. Le modalità che avvengono prima della traduzione sono quindi la 1 e la 2: la risposta esatta è la **B**.

30 Il glicogeno è un polimero di glucosio che viene sintetizzato dal fegato come riserva energetica; si accumula nel fegato stesso e nel tessuto muscolare. Essendo corrette solo le affermazioni 1 e 3, la risposta corretta è la **C**.

31 Sulla membrana dei globuli rossi di un individuo di gruppo sanguigno AB si trovano sia antigeni di tipo A che di tipo B, mentre nel plasma dello stesso individuo non si trovano anticorpi anti-A né anti-B. Possiamo stabilire che le affermazioni 1 e 3 sono errate. La 2 invece è corretta perché la presenza sui globuli rossi di entrambi gli antigeni è dovuta proprio a un fenomeno di codominanza per cui nell'eterozigote si esprimono sia l'allele A che l'allele B. La risposta corretta al quesito è la **C**.

32 Con le tecniche di ingegneria genetica, un gene può essere trasferito fra animali della stessa specie o di specie diverse, ma anche fra organismi diversi come da un animale a un batterio. L'organismo ricevente, Y, potrebbe appartenere a tutte e tre le categorie suggerite, la risposta corretta è quindi la **E**.

33 Il potenziale d'azione consiste in una depolarizzazione della membrana cellulare del neurone ed è la forma in cui si manifesta e viene trasmesso il segnale nervoso. Un potenziale d'azione si genera principalmente grazie all'ingresso di ioni sodio, Na^+. Affinché si generi un potenziale d'azione la membrana post-sinaptica deve quindi essere attraversata da ioni Na^+. Risposta esatta: **A**.

34 La glicolisi è una via metabolica presente sia negli organismi eucarioti che nei procarioti e si svolge nel citoplasma. Il ciclo di Krebs e la fosforilazione ossidativa, processi fondamentali nella respirazione cellulare, si svolgono sia negli eucarioti che in alcuni procarioti, solo nei primi, però, hanno luogo all'interno di specifici organelli (i mitocondri) mentre nei procarioti si svolgono nel citoplasma. La fermentazione alcolica, ha sede citoplasmatica.

Nessuno dei processi citati avviene solo all'interno di cellule eucariotiche, quindi il testo della domanda deve essere interpretato come: "Quali dei seguenti processi, nelle cellule eucariote, avvengono esclusivamente all'interno di organelli?". In tal senso la risposta corretta è la E.

35 Una malattia causata da un allele recessivo posto sul cromosoma X si manifesta nei maschi ogni volta che l'allele è presente, nelle femmine invece solo in omozigosi, cioè negli individui che possiedono due copie dell'allele. Nella popolazione considerata, gli 80 maschi malati, come le 900 femmine portatrici, possiedono una copia dell'allele, le 15 femmine malate invece sono omozigote, e ne possiedono 2. In totale le copie degli alleli recessivi sono $900 + 80 + 30 = 1010$. Risposta D.

36 La struttura posta tra la vena cava superiore e l'atrio destro è il nodo seno-atriale, la struttura cardiaca da cui ha origine la contrazione. La risposta esatta è la B.

37 A partire dall'inizio della mestruazione, l'ipofisi secerne FSH, ormone che stimola la maturazione di un follicolo ovarico nelle gonadi femminili. Durante la maturazione il follicolo produce estrogeni che favoriscono l'ispessimento della mucosa uterina, e allo stesso tempo stimolano la produzione di LH da parte dell'ipofisi. Verso il 14° giorno dall'inizio della mestruazione la produzione di LH raggiunge un picco che determina l'ovulazione. Dopo l'ovulazione il follicolo si trasforma in corpo luteo, che produce progesterone. La sequenza corretta, fra quelle proposte è la C: FSH → estrogeno → LH → progesterone.

38 L'acrosoma è una struttura presente nella parte anteriore dello spermatozoo in tutti i mammiferi. Contiene enzimi idrolitici che permettono il passaggio dello spermatozoo attraverso i rivestimenti dell'uovo durante la fecondazione. La risposta corretta è la B.

39 La contrazione muscolare è dovuta al fatto che i filamenti di miosina si "agganciano" ai filamenti di actina presenti nelle fibre muscolari e "scorrono", determinando in questo modo l'accorciamento della fibra muscolare. Troponina e tropomiosina sono proteine che regolano questo processo, occupando i siti di attacco per la miosina sull'actina. All'inizio della contrazione, gli ioni calcio si legano alla troponina, causando un movimento della tropomiosina che lascia libero il sito di attacco per la miosina sull'actina: i due filamenti si agganciano determinando l'accorciamento della fibra. L'alternativa corretta è la D.

40 Il desossiribosio è uno zucchero a cinque atomi di carbonio (pentoso), il glucosio è uno zucchero a sei atomi di carbonio, amilopectina e amilosio sono polimeri di glucosio e il maltosio è un disaccaride formato da due molecole di glucosio. Si deduce che tutti i composti contengono un numero di atomi di C pari a 6 o un multiplo di 6, tranne il desossiribosio. La B è quindi la risposta cercata.

41 Si può notare che le otto energie di ionizzazione del testo proposto possono essere distinte in due categorie: le prime tre hanno valori compresi tra circa $0,6 \times 10^3$ e $2,7 \times 10^3$ mentre le ultime cinque hanno valori maggiori di circa $1,1 \times 10^4$. Si può quindi concludere che le prime tre energie di ionizzazione, di valori notevolmente inferiori rispetto alle seconde, si riferiscono a elettroni di valenza mentre le seconde appartengono a elettroni di "core" che richiedono alte energie per essere strappati al nucleo. Dei gruppi proposti l'unico che ha tre elettroni di valenza e che è in grado di formare cationi positivi è il gruppo 13 (il gruppo III A della "vecchia" classificazione dei gruppi) al quale appartengono il B e l'Al. La risposta corretta è la C.

42 In una reazione in equilibrio in fase gassosa per il principio mobile di Le Chatellier un aumento di pressione sposta la reazione verso destra, cioè verso la formazione dei prodotti, quando la differenza di moli tra prodotti e reagenti è negativa come nel caso della risposta A ed E nelle quali si passa da 2 moli di reagenti a una mole di prodotti. Nelle risposte B e D invece avviene il contrario e quindi l'aumento di pressione in questo caso favorisce la formazione dei reagenti; si escludono quindi le risposte B e D. Nel caso della risposta C invece una variazione di pressione non produce nessun effetto sulla formazione dei prodotti e quindi può essere esclusa. Le risposte possibili sono quindi A e E.

Dato che un aumento della temperatura influisce positivamente verso la formazione di prodotti, aumentando il valore della costante di equilibrio, nelle reazioni endotermiche, si stabilisce che la risposta corretta è la A.

43 Come dice il testo le molecole proposte sono tutte dei gas con punti di ebollizione diversi. La molecola col più alto punto di ebollizione sarà quella in grado di formare legami intermolecolari più forti. I legami intermolecolari possono essere di tipo van der Waals o a idrogeno. È noto che i legami a idrogeno sono molto più forti dei legami van der Waals. Il legame a idrogeno si forma solo quando l'idrogeno è legato all'ossigeno, all'azoto o al fluoro. Tra le molecole proposte l'NH_3 è l'unica in grado di formare legami a idrogeno in quanto l'H è legato all'azoto. Risposta D.

44 La reazione proposta è una reazione di ossido-riduzione nella quale il rame si ossida passando dallo stato elementare Cu a Cu^{+2} mentre l'azoto di una parte di molecole di acido nitrico si riduce passando da N^{+5} nell'HNO_3 ad N^{+2} nell'NO.

Per risolvere questo esercizio però non è necessario ricorrere alle tecniche di bilanciamento usate nelle reazioni REDOX in quanto è sufficiente notare che i coefficienti stechiometrici delle specie REDOX sono parzialmente già forniti dal testo e quindi gli elettroni sono già bilanciati assegnando $y = 3$ che assicura anche il bilanciamento di massa del Cu. A questo punto nei prodotti ci sono 8 atomi di azoto e quindi $x = 8$. L'unica risposta possibile è quindi la B. Per completezza si può bilanciare l'ossigeno assegnando $z = 4$ ma per la soluzione dell'esercizio non è necessario.

45 Per risolvere l'esercizio non è necessario calcolare i pH delle soluzioni proposte ma è sufficiente capire quali sono le più acide. L'H_2SO_4 è un acido diprotico fortissimo: il primo protone dissocia completamente mentre il secondo protone solo parzialmente. Quindi nella soluzione 3 la concentrazione netta di $[H_3O^+] > 0,2$ M. La soluzione 1 invece, essendo HCl un acido fortissimo monoprotico, ha una concentrazione netta $[H_3O^+] = 0,2$ M. Analogamente la soluzione 2 ha una concentrazione netta $[H_3O^+] = 0,1$ M. La soluzione 4 di acido acetico ha una concentrazione netta $[H_3O^+] < 0,1$ M in quanto acido debole parzialmente deprotonato.

Si può concludere che la soluzione più acida, cioè con il pH più basso, è la 3 seguita dalla 1, la 2 e infine la 4. Risposta corretta **C**

46 Il quesito chiede di calcolare la resa di una reazione. La resa si esprime in % confrontando il numero di moli di prodotto ottenute con il numero di moli teoriche di reagente usando la formula:

$$\text{resa (\%)} = n_{\text{prodotto}}/n_{\text{reagente}} \times 100$$

Il numero *n* di moli si calcola dalla formula *n* = M/PM dove M è la massa e PM il peso molecolare o atomico della specie allo stato elementare.

Siccome l'acido solforico è in eccesso, il reagente limitante è il magnesio che reagirà completamente.

Il peso molecolare del solfato di magnesio è:

$$PM_{MgSO4} = 24 + 32 + 4 \times 16 \text{ g/mol} = 120 \text{ g/mol}$$

Il numero di moli di solfato di magnesio prodotte sono:

$$n_{MgSO4} = 5,5 \text{ g}/120 \text{ g mol}^{-1} = 4,6 \times 10^{-2} \text{ mol}$$

Il numero di moli di Mg teoriche iniziali:

$$n_{Mg} = 1,2\text{g} \times 24 \text{ g mol}^{-1} = 5,0 \times 10^{-2} \text{ mol}$$

La resa della reazione è quindi:

$$\text{resa(\%)} = 4,6 \times 10^{-2} \text{ mol} \times 5,0 \times 10^{-2} \text{ mol} \times 100 = 92\%$$

La risposta corretta è quindi la **E**.

47 Per calcolare il volume necessario di soluzione di KOH da utilizzare dobbiamo prima conoscere la quantità di H^+ da neutralizzare. Da come si può evincere dalla formula riportata nel quesito l'acido succinico è un acido carbossilico diprotico quindi il numero di moli di protoni acidi da neutralizzare è:

$$n_{H^+} = 2 \times 5 \times 10^{-3} \text{ mol} = 10^{-2} \text{ mol}$$

Il volume della soluzione di base da utilizzare si calcola dalla formula:

$$V = n/C = 10^{-2} \text{ mol}/0,150 \text{ mol l}^{-1} = 6,67 \times 10^{-2} \text{ l} = 66,7 \text{ ml.}$$

La risposta esatta è quindi la **C**.

48 Nel nome della molecola presa in considerazione si usa il prefisso otta- per la presenza di una catena lineare di otto atomi di carbonio e il suffisso -olo per la presenza di un gruppo alcolico. La molecola è sostituita da due atomi di Br e da un –OH. Siccome il bromo ha peso atomico maggiore dell'O ha priorità più alta e quindi il carbonio sul quale insiste il bromo riceve numero più basso di quello sul quale insiste l'ossigeno. Il nome IUPAC è quindi 2,2-dibromo-ottan-3-olo: risposta **A**.

49 Lo ione ammonio ha formula NH_4^+ dove l'azoto è ibridato sp^3 e quindi ha struttura tetraedrica caratterizzata da angolo di legame di 109,5°. La risposta corretta è quindi la **B**.

50 Sommando il numero di elettroni della configurazione elettronica proposta si ricava che il numero atomico dell'atomo considerato è 35. Per il principio di Aufbau sul riempiento orbitalico, per allocare 35 elettroni si segue il seguente ordine:

$$1s^2\ 2s^2\ 2p^6\ 3s^2\ 3p^6\ 4s^2\ 3d^{10}\ 4p^5$$

Questa è la configurazione elettronica del bromo (simbolo Br) che appartiene al periodo 4, gruppo 17 e nei suoi composti ionici binari ha carica –1 come ad esempio nel NaBr, il bromuro di sodio. La risposta corretta è quindi la **D**.

51 Come tutti gli elementi alcalino terrosi (gruppo 2) i due atomi formano composti ionici col cloro e non covalenti: si elimina quindi la risposta **D**. Il potenziale di ionizzazione decresce lungo un gruppo quindi lo Sr ha potenziale di ionizzazione inferiore rispetto al Ca che si trova sopra di lui nella tavola periodica: si elimina così anche la risposta **B**. Lo stesso andamento del potenziale di ionizzazione lo si ritrova nell'elettronegatività che infatti decresce lungo un gruppo: si elimina così la risposta **E**. Lungo un gruppo il raggio atomico aumenta e quindi lo Sr ha raggio atomico maggiore del Ca: si elimina così anche la risposta **C**.

La risposta corretta è quindi la **A**

52 Il pH di una soluzione di un acido forte concentrato è dato dal cologaritmo della concentrazione nominale dell'acido. Essendo il logaritmo una scala in base 10, una variazione positiva di una unità di pH corrisponde a una diluizione di 10 volte. Nel quesito proposto il volume della soluzione viene portata da 10 cm^3 a 1000 cm^3 quindi diluita di 100 volte: di conseguenza il pH è aumentato di 2. Risposta **A**.

53 I 10 ciclisti pesano in media 74 kg: dal momento che il peso medio si ottiene sommando i pesi dei 10 ciclisti e dividendo tale somma per 10, si ricava che la somma dei pesi dei 10 ciclisti è $10 \times 74\ \text{kg} = 740\ \text{kg}$.

Similmente il peso medio dei 6 uomini è 82 kg, quindi la somma dei pesi dei 6 uomini è $6 \times 82\ \text{kg} = 492\ \text{kg}$.

Per differenza si ricava che la somma dei pesi delle 4 donne è $740\ \text{kg} - 492\ \text{kg} = 248\ \text{kg}$.

Quindi le 4 donne pesano in media $\frac{248\ \text{kg}}{4} = 62\ \text{kg}$. La risposta corretta è la **A**.

54 Due rette, con coefficienti angolari m_1 e m_2, sono perpendicolari se:

$$m_1 \cdot m_2 = -1 \quad \leftrightarrow \quad m_2 = -\frac{1}{m_1}$$

Per trovare il coefficiente angolare m_1 della retta data occorre portare la sua equazione in forma canonica:

$$4x + 6y = 5 \rightarrow 6y = -4x + 5 \rightarrow y = \frac{-4x+5}{6} \rightarrow m_1 = -\frac{4}{6} = -\frac{2}{3}$$

Il coefficiente angolare m_2 della retta perpendicolare è quindi:

$$m_2 = -\frac{1}{m_1} = -\frac{1}{(-2/3)} = \frac{3}{2}$$

Fra le cinque rette proposte dalle alternative l'unica con coefficiente angolare pari a $3/2$ è $3x - 2y = 14$.

La risposta corretta è quindi la **C**.

55 La probabilità che la paziente attenda **meno** di dieci minuti **almeno una delle due volte** equivale a chiedere la probabilità totale di ben tre eventi, ossia la probabilità che la paziente attenda meno di dieci minuti solo la prima volta oppure solo la seconda volta oppure entrambe le volte. Calcolare la probabilità di tre eventi potrebbe richiedere troppo tempo. In questi casi risulta più rapido calcolare la probabilità dell'evento complementare, ossia la probabilità che la paziente attenda **più** di dieci minuti **entrambe le volte**. Occorre ricordare che se E ed $\bar{E}$ sono due eventi opposti allora la somma delle loro probabilità è uguale a 1:

$$P(E) + P(\bar{E}) = 1 \quad \rightarrow \quad P(\bar{E}) = 1 - P(E)$$

La probabilità che la paziente attenda **più** di dieci minuti **una volta** è $P(\bar{E}) = 1 - P(E) = 1 - 0{,}8 = 0{,}2$.

La probabilità che la paziente attenda **più** di dieci minuti **entrambe le volte** è $P(\overline{E_1}) \cdot P(\overline{E_2}) = 0{,}2 \cdot 0{,}2 = 0{,}04$.

Quindi la probabilità che la paziente attenda meno di dieci minuti **almeno una delle due volte** è $1 - 0{,}04 = 0{,}96$ (risposta **E**).

56 La dose del farmaco aumenta col peso del paziente e si ottiene dalla formula data approssimando al multiplo di 10 più vicino: occorre quindi prestare attenzione al fatto che ciò che viene approssimato è la dose del farmaco e **non** il peso del paziente. Quindi il peso minimo dei pazienti a cui viene prescritta una dose di 60 milligrammi è il peso *m* che, senza arrotondamento, darebbe come risultato della formula una dose *D* di 55 milligrammi:

$$55 = \frac{2m + 20}{3} \rightarrow 2m + 20 = 55 \cdot 3 = 165 \rightarrow 2m = 165 - 20 = 145 \rightarrow$$

$$m = \frac{145}{2} = 72{,}5$$

La risposta corretta è quindi la **B**.

In alternativa è possibile procedere per esclusione: dal momento che il quesito chiede il peso **minimo** dei pazienti (a cui viene prescritta una dose di 60 mg) occorre partire dall'alternativa minore, ossia 65 (alternativa **A**), che però risulta errata in quanto darebbe un dosaggio *D* pari a 50 mg. Si prosegue con l'alternativa immediatamente più grande, ossia 72,5 (alternativa **B**) che risulta corretta in quanto corrisponde al dosaggio di 60 mg.

57 Per individuare la risposta esatta è sufficiente ricordare la definizione di trasformazione adiabatica. Si dice infatti adiabatica la trasformazione di un sistema che avviene senza scambio di calore (e quindi di energia termica) con l'ambiente circostante. La risposta esatta è la **D**.

58 Per la legge di Coulomb la forza elettrostatica tra due particelle cariche Q_1 e Q_2 è diretta lungo la congiungente le cariche, è di attrazione o di repulsione a seconda che le due particelle abbiano rispettivamente cariche opposte o dello stesso segno e ha un'intensità inversamente proporzionale al quadrato della distanza *r* tra le cariche:

$$F = K_0 \cdot \frac{Q_1 \cdot Q_2}{r^2}$$

Se tale distanza dimezza l'intensità della forza diventa quindi quattro volte più grande: risposta **E**.

59 Il teorema dell'impulso afferma che se a un corpo libero di massa *m* viene applicata una forza di intensità *F* per un tempo *t*, la variazione della quantità di moto del corpo ($P = m \cdot v$) è pari al prodotto tra *F* e *t*:

$$\Delta P = F \cdot \Delta t$$

Dato che il corpo è inizialmente a riposo la variazione della sua quantità di moto è pari a $m \cdot v$ ed è uguale a $F \cdot t$. Da cui:

$$F = \frac{mv}{t}$$

L'espressione a secondo membro mv/t rappresenta quindi l'intensità della forza risultante che ha agito sul corpo. Pertanto la risposta corretta è la **D**.

60 Il problema si risolve con le leggi del moto uniformemente accelerato.

$$v_f = v_0 + a \cdot t$$

$$s_f = s_0 + v_0 \cdot t + \frac{1}{2} a \cdot t^2$$

Dalla prima relazione si ricava il tempo che il treno impiega a fermarsi:

$$v_f - v_0 = a \cdot t \rightarrow a \cdot t = 12{,}0\ \text{m s}^{-1} \rightarrow t = \frac{12{,}0\ \text{m s}^{-1}}{a} = \frac{12{,}0\ \text{m s}^{-1}}{1{,}5\ \text{m s}^{-2}} = 8\ \text{s}$$

Dalla seconda relazione si ricava invece la distanza di frenata:

$$s_f - s_0 = v_0 \cdot t + \frac{1}{2} a \cdot t^2 = 12{,}0\ \text{m s}^{-1} \cdot 8\ \text{s} - \frac{1}{2} \cdot 1{,}5\ \text{m s}^{-2} \cdot (8\ \text{s})^2$$

dove il segno meno è dovuto al fatto che l'accelerazione ha verso opposto a quello della velocità (si tratta in effetti di una decelerazione). Si ricava quindi

$$s_f - s_0 = 12{,}0\ \text{m s}^{-1} \cdot 8\ \text{s} - \frac{1}{2} \cdot 1{,}5\ \text{m s}^{-2} \cdot (8\ \text{s})^2 = 96\ \text{m} - 48\ \text{m} = 48\ \text{m}$$

La risposta esatta è la **B**.

Test ufficiale Medicina e Odontoiatria

Aprile 2014

Ragionamento logico

1 **Il numero di Paesi aperti al turismo è in continuo aumento. Tra questi ve ne sono alcuni in cui i diritti umani dei cittadini vengono ripetutamente violati e per questo motivo, quindi, i turisti non dovrebbero recarvisi. Il turismo è sempre fonte di reddito per un Paese e, per quei governi soggetti ad embarghi e restrizioni, questo tipo di introito è particolarmente importante. Pertanto, i turisti che visitano tali Paesi aiutano a mantenere al potere regimi corrotti e oppressivi. Mentre i turisti visitano tesori archeologici e si rilassano su spiagge incontaminate, i cittadini di quel Paese sono sempre più vessati.**

Quale delle seguenti affermazioni esprime il messaggio principale del brano precedente?

- A Gli introiti derivanti dal turismo aiutano a mantenere i regimi corrotti e oppressivi al potere
- B I turisti non dovrebbero visitare i Paesi che violano i diritti umani dei loro cittadini
- C Molti dei regimi che violano i diritti umani dei loro cittadini incoraggiano il turismo
- D La responsabilità morale di aiutare i più deboli è più importante del desiderio di visitare altri Paesi
- E Proibire il turismo nei Paesi in cui si violano i diritti umani è il modo migliore per aiutare la popolazione di questi Paesi

2 **Un ispettore ministeriale ha visitato una scuola primaria. Secondo l'ispettore, per massimizzare l'efficienza della scuola, gli insegnanti dovrebbero essere consapevoli delle loro capacità di insegnamento e di quelle dei propri colleghi. Nella scuola lavorano 20 insegnanti. Ad ogni docente è stato chiesto di classificare le proprie capacità di insegnamento, paragonandole a quelle dei colleghi, e di elencare quindi in ordine di bravura tutti i docenti della scuola, compresi se stessi, in una classifica discendente con posizioni da 1 a 20. Tutti gli insegnanti della scuola hanno inserito il proprio nome in una delle prime 10 posizioni in classifica.**

Quale delle seguenti affermazioni è totalmente sostenuta dal brano precedente?

- A Nella scuola lavorano insegnanti le cui abilità sono al di sopra della media nazionale
- B Non si è riusciti a stilare una classifica delle capacità di insegnamento dei docenti nella scuola
- C Non dovrebbe essere permesso agli insegnanti di valutare le proprie capacità di insegnamento
- D Non tutti gli insegnanti sono stati in grado di valutare le proprie capacità di insegnamento in maniera accurata
- E La metà degli insegnanti ha saputo valutare i colleghi in maniera accurata

3 Molti passeggeri scelgono di viaggiare in aereo con compagnie low cost per la loro convenienza economica, seppur consapevoli che il trasporto aereo causi danni ambientali. Tale convenienza è, però, illusoria. Le compagnie low cost attirano i clienti pubblicizzando tariffe a prezzi apparentemente molto convenienti, ma oltre alla tariffa base, i clienti devono poi pagare per molti servizi considerati essenziali, quali l'imbarco dei bagagli e i posti a sedere riservati. Si è persino ipotizzato che i passeggeri paghino per l'utilizzo dei servizi igienici a bordo.

Quale delle seguenti affermazioni è totalmente sostenuta dal brano precedente?

A. I voli delle compagnie aree low cost causano meno danni all'ambiente rispetto a quelli delle compagnie tradizionali
B. Le compagnie aeree low cost stanno perdendo soldi poiché offrono tariffe economiche
C. Le proteste dei passeggeri nei riguardi delle compagnie aeree low cost non hanno alcun effetto
D. Tutte le compagnie aeree low cost forniscono servizi analoghi
E. Le compagnie aeree low cost non sono così convenienti economicamente come pubblicizzato

4 Gli ospedali tentano di ridurre le infezioni causate da batteri richiedendo al personale e ai visitatori di usare soluzioni anti-batteriche prima di accedere ai reparti. Test di laboratorio hanno dimostrato che l'utilizzo di candele contenenti olii essenziali permette di eliminare batteri come l'*Escherichia coli* e lo Stafilococco meticillino-resistente (MRSA): queste candele sono state accese e fatte consumare per alcune ore in una stanza chiusa ermeticamente al cui interno erano presenti tali batteri, eliminandoli. La lotta contro le infezioni causate da questi batteri prosegue, ma queste candele ne rappresentano chiaramente la soluzione.

Su quale supposizione implicita si basa il brano precedente?

A. Se negli ospedali si utilizzassero candele contenenti olii essenziali, si otterrebbero gli stessi risultati dei test di laboratorio
B. L'utilizzo di candele contenenti olii essenziali è più economico dei metodi attualmente in uso
C. Nessuno dei prodotti anti-batterici comunemente in uso è efficace
D. È difficile imporre l'uso di soluzioni anti-batteriche al personale e ai visitatori
E. *Escherichia coli* e MRSA sono gli unici batteri che destano preoccupazione

5 **Il quoziente intellettivo (QI) di due gruppi di bambini è stato misurato due volte in sei mesi, a gennaio e a giugno. Per tutto l'arco di questo periodo, ai bambini del gruppo A è stato somministrato quotidianamente un integratore vitaminico al loro arrivo a scuola; mentre ai bambini del gruppo B sono state somministrate pillole senza alcun ingrediente attivo, ma identiche nell'aspetto e nel sapore all'integratore vitaminico. Quando a giugno si è misurato nuovamente il QI dei bambini, per il gruppo A si è riscontrato un notevole aumento, mentre per il gruppo B non vi è stato alcun aumento rilevante. Da questo studio si può quindi dedurre che la somministrazione di integratori vitaminici aiuta ad aumentare il QI dei bambini.**

Quale delle seguenti affermazioni, se considerata vera, indebolisce quanto sostenuto dal brano?

- A I bambini erano consapevoli del fatto che dopo sei mesi il loro QI sarebbe stato nuovamente misurato
- B Né il gruppo A né il gruppo B di bambini sono stati preparati per fare il test di misurazione del QI
- C I due gruppi di bambini frequentano scuole diverse
- D Molti dei bambini nel gruppo A hanno assunto integratori vitaminici anche a casa
- E Vi sono altri integratori, oltre a quelli vitaminici, in grado di aumentare il QI

6 **La maggioranza dell'opinione pubblica ritiene che l'energia eolica sia una parte integrante delle nuove fonti energetiche per il futuro. Spesso, tuttavia, gruppi di attivisti si oppongono alla realizzazione di impianti eolici. Le ragioni fornite sono le più disparate e vanno dall'inefficienza di tali impianti al disturbo apportato agli uccelli migratori. In realtà le vere ragioni sono più legate ad interessi personali. Raramente i cittadini si oppongono alla realizzazione di impianti eolici distanti dalla loro zona di residenza; piuttosto, ciò che interessa loro è che tali impianti non rovinino esteticamente il panorama adiacente alla loro abitazione.**

Quale delle seguenti affermazioni, se considerata vera, rafforza quanto sostenuto dal brano?

- A Molto spesso è più semplice costruire impianti eolici in mare aperto perché si incontra minore opposizione
- B Costruire impianti eolici lontano dai centri abitati è la soluzione più economica
- C Nonostante il supporto dei residenti, il progetto per un impianto eolico in un'isola sperduta è stato bocciato in seguito alle proteste degli attivisti
- D I cittadini si oppongono maggiormente alla costruzione di centrali nucleari nei pressi delle proprie abitazioni rispetto alla costruzione di impianti eolici
- E Gran parte dell'opinione pubblica considera gli impianti eolici come una piacevole peculiarità del paesaggio

7 **Nei processi decisionali che guidano le scelte personali degli individui entrano in gioco diversi fattori: la fede religiosa, le tradizioni culturali, le convinzioni comuni, le emozioni e soltanto di rado il ragionamento scientifico. La maggior parte degli individui, però, non conosce il metodo scientifico: le informazioni scientifiche che vengono divulgate tra il grande pubblico sono poche e le riviste scientifiche sono generalmente destinate ad un pubblico di nicchia. Dovrebbe essere la scuola ad insegnare che il metodo scientifico si basa su processi rigorosi: ciò servirebbe a guidare le scelte personali degli individui in modo più appropriato.**

Quale delle seguenti risposte costituisce il passaggio logico errato nel brano precedente?

A) Si presuppone che la scuola sia in grado di insegnare il rigore del metodo scientifico

B) Si generalizza impropriamente riguardo alle pubblicazioni scientifiche

C) Si sottovaluta il fatto che nei Paesi occidentali il numero di coloro che si definiscono credenti è in calo

D) Si presuppone che le scelte basate sul ragionamento scientifico siano sempre valide

E) Si sminuisce l'insegnamento delle discipline scientifiche nelle scuole

8 **Per poter richiedere il visto per una vacanza-lavoro in Australia sono necessari due requisiti: bisogna dimostrare di avere un conto corrente con un saldo di almeno € 1.000 e avere un'età massima di 30 anni. Giulia ha più di 30 anni, quindi non è idonea per richiedere tale visto.**

Quale delle seguenti affermazioni segue la stessa struttura logica del suddetto ragionamento?

A) Per candidarsi alla presidenza degli Stati Uniti, bisogna essere nati in territorio statunitense e bisogna avere un'età superiore ai 40 anni. John è nato negli Stati Uniti e ha 50 anni, quindi è idoneo per candidarsi alla presidenza degli Stati Uniti

B) Una borsa di studio viene offerta solo agli studenti che si sono laureati con il massimo dei voti e che sono stati già ammessi a una scuola di dottorato. Marco non si è laureato con il massimo dei voti, quindi non è idoneo per richiedere la borsa di studio

C) Molte professioni hanno limiti d'età. L'esercito non recluta nessuno che abbia più di 30 anni. Giovanni ha 25 anni, quindi è idoneo per richiedere di arruolarsi nell'esercito

D) Per vincere una medaglia d'oro alle Olimpiadi, bisogna partecipare ai giochi olimpici. Rita ha vinto una medaglia d'oro, quindi deve aver partecipato alle Olimpiadi

E) Per apparire sulla copertina di una rivista bisogna essere famosi. Luca deve essere più famoso di quanto tutti pensassero, dato che è apparso sulla copertina di una rivista nel del mese di aprile

9 **In un'enoteca è attualmente in corso la seguente offerta:**

DEGUSTAZIONE VINO **€ 5 a bicchiere** **METÀ PREZZO PER OGNI BICCHIERE SUCCESSIVO** **SENZA LIMITI** **(previa esibizione dello scontrino)**

Quale delle seguenti affermazioni ha la stessa struttura logica della suddetta offerta?

A Il costo di una camera di un hotel è di € 40 per la prima notte e di € 20 per ogni notte successiva alla prima

B La tariffa di un parcheggio è di € 2 per la prima ora e € 1 per ogni ora successiva, fino a 4 ore

C La quota associativa di una videoteca è di € 5 e il noleggio di un DVD costa € 2,50 al giorno

D La tariffa oraria di un insegnante di pianoforte è di € 10 per la prima ora di lezione e poi € 5 per ogni mezz'ora di lezione successiva alla prima ora

E Il costo dell'ingresso ad un parco divertimenti è di € 15 per un adulto che può accompagnare un numero illimitato di bambini al costo di € 7,50 l'uno

10 **Francesco acquista dei bigliettini per invitare alcuni amici alla sua festa di compleanno. In cartoleria i bigliettini vengono venduti singolarmente al prezzo di € 0,43 l'uno, oppure in confezioni da 6 al prezzo di € 1,92 a confezione. Francesco acquista 8 confezioni. Dopo avere spedito gli inviti si rende conto che gli sono serviti solo 38 bigliettini.**

Quanto ha speso Francesco più del necessario per acquistare i bigliettini di invito?

A € 3,64

B € 4,70

C € 2,98

D € 1,72

E € 1,06

11 **I turisti in visita al Castello di Belmonte non possono attualmente accedere alla Stanza Ottagonale collocata nella Torre Ovest. Tuttavia, pur senza entrare, dalla porta di ingresso alla Torre Ovest i turisti possono comunque vedere alcune parti della stanza, nonostante la visuale sia parzialmente ostruita da un'impalcatura al centro.**

Nella stanza ci sono due finestre direttamente l'una di fronte all'altra: una si trova sulla parete tra la porta di ingresso alla Torre Ovest e la porta che conduce alla Torretta. Uno specchio è appeso alla parete direttamente di fronte ad una delle porte e permette ai turisti in visita di ammirare il riflesso della magnifica spada del Visconte Baldini. Sulle due restanti pareti sono appesi alcuni quadri.

Quale delle seguenti sequenze rappresenta correttamente l'ordine delle pareti della Stanza Ottagonale?

A Porta – Quadro – Specchio – Finestra – Spada – Quadro – Porta – Finestra

B Spada – Finestra – Quadro – Porta – Quadro – Finestra – Porta – Specchio

C Porta – Finestra – Porta – Specchio – Quadro – Finestra – Spada – Quadro

D Specchio – Porta – Spada – Porta – Quadro – Finestra – Quadro – Finestra

E Porta – Quadro – Specchio – Spada – Finestra – Quadro – Porta – Finestra

12 **A casa dei nonni 4 bambini fanno 4 partite a carte e il premio in palio consiste in caramelle. Nella prima partita i 3 bambini che hanno perso danno al vincitore 1 caramella ciascuno. Nella seconda partita i 3 bambini che hanno perso danno al vincitore 2 caramelle ciascuno e così via fino alla quarta partita, nella quale i 3 bambini che hanno perso danno al vincitore 4 caramelle ciascuno. Ogni bambino vince una partita.**

Alla fine delle 4 partite, quale dei seguenti risultati NON si verifica per nessun giocatore?

A Perdere sei caramelle

B Perdere due caramelle

C Vincere due caramelle

D Vincere sei caramelle

E Avere lo stesso numero iniziale di caramelle

13 **Il mese scorso 5 squadre di pallavolo hanno partecipato a un mini-campionato. Ciascuna squadra ha giocato contro ogni altra squadra due partite. In totale sono state giocate 20 partite. Non vi era possibilità di pareggio, ma solo di vittoria o sconfitta. La tabella riporta solo alcuni dei risultati ottenuti a fine campionato:**

	Vittorie	Sconfitte
Squadra I	**6**	**?**
Squadra II	**1**	**?**
Squadra III	**?**	**?**
Squadra IV	**?**	**6**
Squadra V	**?**	**2**

Quante partite ha vinto la Squadra III?

- A 2
- B 3
- C 4
- D 5
- E 6

14 **Un agricoltore possiede un vasto appezzamento di terreno delimitato da un ripido strapiombo e intende recintare un campo rettangolare all'interno di tale terreno. Per realizzare questo progetto ha acquistato 16 pannelli da recinzione di 2 m ciascuno (che non possono essere tagliati) e utilizza la parte dello strapiombo come uno dei lati per delimitare l'appezzamento.**
Quanto misura in metri quadrati la superficie più ampia che può essere recintata?

- A 32 m^2
- B 56 m^2
- C 64 m^2
- D 128 m^2
- E 256 m^2

15 **Il servizio di autobus Bologna-Parma ha una corsa diretta che parte ogni 12 minuti da ciascuna delle due città. Il servizio ha inizio contemporaneamente in entrambe le città. Il tragitto richiede 1 ora e 5 minuti in ciascuna direzione e gli autobus sostano per almeno 5 minuti presso la stazione di arrivo.**
Qual è il numero minimo di autobus necessari per fornire il servizio?

A 6 B 8 C 10 D 11 E 12

16 **Due figure uguali a forma di L sono state ricavate da un quadrato che misura 10 cm x 10 cm. Il restante quadrato centrale misura 2 cm per lato. Qual è il perimetro di una delle due figure ritagliate a forma di L?**

A 28 cm B 30 cm C 32 cm D 34 cm E 36 cm

17 **La tabella sottostante riporta la classifica del campionato di calcio di Serie A della Bolandia con il numero di partite giocate ed il punteggio totalizzato da ogni squadra. Le 3 squadre in coda alla classifica retrocederanno in Serie B.**

Squadra	Partite giocate	Punti	Squadra	Partite giocate	Punti
1 Rossi	34	82	*11 Verdi*	34	45
2 Neri	35	72	*12 Blu*	35	45
3 Turchesi	35	71	*13 Celesti*	35	40
4 Gialli	35	53	*14 Viola*	34	40
5 Grigi	34	53	*15 Ebano*	35	39
6 Bruni	35	52	*16 Porpora*	35	39
7 Bianchi	35	48	*17 Indaco*	35	35
8 Scarlatti	35	48	*18 Vermiglio*	35	32
9 Ocra	35	48	*19 Smeraldo*	35	29
10 Arancioni	35	47	*20 Magenta*	35	29

Ogni squadra dovrà giocare un totale di 38 partite durante la stagione. I punti vengono assegnati come segue:

VITTORIA	PAREGGIO	SCONFITTA
3 punti	1 punto	0 punti

Che cosa si può dedurre dalla classifica sopra riportata?

A In questo campionato il punteggio massimo raggiungibile sarà di 92 punti

B La squadra Indaco potrà ottenere il dodicesimo posto in classifica

C I Grigi saranno sicuramente tra i primi 10 in classifica a fine campionato

D Ai Gialli basterà vincere solamente una delle rimanenti partite per superare i Verdi in classifica

E Una qualsiasi squadra con 42 punti alla fine della stagione non retrocederà

18 **Maria va spesso ad allenarsi: ogni volta corre per 6 minuti, poi cammina per 3 minuti. Ripete questa sequenza quattro volte consecutive per poi finire l'allenamento con altri 6 minuti di corsa. Solitamente Maria corre su un percorso lungo la riva di un fiume e, dopo 21 minuti, torna indietro esattamente a metà dell'allenamento. Maria si prefigge il seguente obiettivo: 1 km in 7 minuti e 30 secondi quando corre e 1 km in 12 minuti quando cammina.**

A metà dell'allenamento, se raggiunge il suo obiettivo, quanti chilometri ha percorso Maria?

- A 1,0 km
- B 2,0 km
- C 2,5 km
- D 4,0 km
- E 5,0 km

---

19 **Individuare il termine la cui etimologia NON segue la stessa "logica" degli altri:**

- A analfabeta
- B anacronistico
- C apatia
- D apnea
- E acritico

---

20 **Quale tra le coppie di termini proposti completa logicamente la seguente proporzione verbale:**

x : serenità = conciliazione : y

- A x = inquietudine; y = diverbio
- B x = oblio; y = intesa
- C x = boria; y = cruccio
- D x = tolleranza; y = intolleranza
- E x = avvenenza; y = rammarico

---

21 **Quale tra le coppie di termini proposti completa logicamente la seguente proporzione verbale:**

x : teorico = concreto : y

- A x = tangibile; y = intangibile
- B x = induttivo; y = onirico
- C x = spurio; y = autentico
- D x = empirico; y = astratto
- E x = apocrifo, y = apografo

22 Quali parole vanno sostituite ai numeri per dare un senso compiuto e logico alle frasi seguenti?

"Le facoltà mentali che si ____(1)____ chiamare analitiche sono poco suscettibili di analisi. Le conosciamo soltanto ____(2)____. Come l'uomo forte gode della sua potenza fisica e si compiace degli esercizi che mettono in azione i suoi muscoli, così l'analista si ____(3)____ di quella attività spirituale che serve a «risolvere»."

- A (1) vogliono; (2) nei difetti; (3) diletta
- B (1) possono; (2) nei diletti; (3) diverte
- C (1) devono; (2) nei fallimenti; (3) allevia
- D (1) usano; (2) nelle illazioni; (3) intrattiene
- E (1) sogliono; (2) negli effetti; (3) gloria

23 Quali parole vanno sostituite ai numeri per dare un senso compiuto e logico alle frasi seguenti?

"Ancora più fondamentale è l'eredità culturale e politica: i modi di pensare, d'agire, il mal du siècle che ____(1)____. Il conflitto d'interessi in ____(2)____, e l'ibrido politica-affarismo: ambedue persistono, come modus vivendi della politica. ____(3)____ non è lavata né pianta."

- A (1) perdura; (2) primis (3); l'onta
- B (1) permane; (2) fondo; (3) l'ignominia
- C (1) spicca; (2) fine; (3) la pusillanimità
- D (1) devia; (2) effetti; (3) la vigliaccheria
- E (1) sommerge; (2) conclusione; (3) la viltà

Cultura generale

24 Che cosa è necessario per riformare un articolo della Costituzione italiana?

- A Un'unica deliberazione di entrambe le Camere e la maggioranza dei due terzi al Senato
- B Due deliberazioni da parte di entrambe le Camere e la maggioranza assoluta nella seconda votazione in ciascuna Camera
- C Due deliberazioni a Camere riunite alla presenza del Presidente della Repubblica
- D Un'unica deliberazione a Camere riunite alla presenza del Presidente della Repubblica
- E Un decreto legge approvato dal Consiglio dei Ministri ed emanato dal Presidente della Repubblica

25 Quale tra le seguenti affermazioni riferite a Noam Chomsky NON è corretta:

- A è noto come padre della linguistica teorica moderna
- B viene considerato un intellettuale influente nel campo della filosofia analitica del linguaggio
- C viene considerato un intellettuale influente nel campo dell'attivismo politico
- D ha ricoperto la carica di Senatore nel governo statunitense
- E è l'autore de "Il linguaggio e la mente"

26 La definizione del XX secolo come "secolo breve" è di:

- A Ernesto Galli della Loggia
- B Giovanni Sabbatucci
- C Max Weber
- D Michel Foucault
- E Eric J. Hobsbawm

27 Quale tra i seguenti abbinamenti scienziato – campo scientifico NON è corretto?

- A Enrico Fermi – fisica nucleare
- B Riccardo Giacconi – astronomia
- C Mario Capecchi – chimica
- D Rita Levi-Montalcini – neurologia
- E Camillo Golgi – istologia

Biologia

28 Quale/i dei seguenti vasi sanguigni trasporta/no sangue ossigenato?

1. Arteria polmonare
2. Vena polmonare
3. Arteria renale

A Solo 2
B Solo 3
C Solo 1 e 2
D Solo 1 e 3
E Solo 2 e 3

29 In quale riga sono correttamente riportate le funzioni relative ad ogni struttura anatomica indicata in colonna?

	midollo allungato	*ipofisi*	*cervello*	*cervelletto*
1	controlla ritmo cardiaco e respirazione	produce l'ormone FSH	coordina l'equilibrio	controlla le emozioni
2	coordina l'equilibrio	controlla le emozioni	controlla ritmo cardiaco e respirazione	produce l'ormone ADH
3	controlla ritmo cardiaco e respirazione	produce l'ormone ADH	controlla le emozioni	coordina l'equilibrio
4	controlla le emozioni	coordina l'equilibrio	produce l'ormone ADH	controlla ritmo cardiaco e respirazione
5	coordina l'equilibrio	controlla ritmo cardiaco e respirazione	controlla le emozioni	produce l'ormone FSH

A Riga 1
B Riga 2
C Riga 3
D Riga 4
E Riga 5

30 **Alcune plastiche biodegradabili vengono trattate con batteri termofili, capaci di vivere ad una temperatura di 60 °C. Quale/i delle seguenti affermazioni relative agli enzimi dei batteri termofili è/sono corretta/e?**

1. Gli enzimi nei batteri termofili non vengono denaturati per effetto di una temperatura inferiore ai 60 °C

2. Gli enzimi nei batteri termofili non funzionano mai a 37 °C

3. Sia gli enzimi dei batteri comuni che di quelli termofili sono costituiti da amminoacidi

A Tutte B Solo 2 C Solo 1 e 2 D Solo 1 e 3 E Solo 2 e 3

31 **Alcune sostanze utilizzate nella cura per il cancro non permettono il disassemblamento del fuso mitotico. In quale delle seguenti fasi si arresta la mitosi a seguito del trattamento con tali sostanze?**

A Interfase

B Metafase

C Profase

D Anafase

E Telofase

32 **Quali delle seguenti molecole può essere prodotta in una cellula fotosintetica in assenza di luce?**

1. NADH

2. $FADH_2$

3. $NADP^+$

A Tutte

B Solo 1 e 2

C Solo 2 e 3

D Solo 3 e 1

E Nessuna

33 **Due delle seguenti strutture anatomiche necessitano di actina e miosina per espletare la loro funzione principale. Quali?**

1. Alveoli

2. Diaframma

3. Muscoli intercostali

4. Pleura

A Solo 1 e 2

B Solo 1 e 3

C Solo 2 e 3

D Solo 2 e 4

E Solo 3 e 4

34 Quale delle seguenti proprietà NON può essere usata per distinguere la molecola di DNA da quella di mRNA maturo?

A Presenza di legami fosfodiesterici

B Tipo di zucchero presente

C Presenza di una doppia elica

D Presenza di introni

E Presenza di uracile

35 Un frammento di DNA a doppia elica contiene 12 molecole di timina e 15 molecole di guanina. Quanti singoli legami idrogeno tra basi azotate sono complessivamente presenti all'interno di questo frammento di DNA?

A 27

B 54

C 66

D 69

E 81

36 In quale dei seguenti organelli avviene solitamente la sintesi proteica?

1. Cloroplasto

2. Mitocondrio

3. Nucleo

A Tutti

B Solo 1 e 2

C Solo 1 e 3

D Solo 2 e 3

E Nessuno

37 Da un incrocio tra due individui aventi genotipo eterozigote per due geni, entrambi a dominanza completa, qual è la percentuale della progenie che avrà un fenotipo diverso da quello dei genitori (assumendo che tutti gli individui sopravvivano)?

A 19%

B 6%

C 44%

D 56%

E 63%

38 **Un bambino maschio, figlio di genitori fenotipicamente sani, ha ereditato una patologia causata da un gene localizzato sul cromosoma X. Quali delle seguenti affermazioni sono corrette?**

1. Se la patologia è causata da un allele recessivo, allora la madre deve avere genotipo eterozigote

2. Se la patologia è causata da un allele recessivo, allora la nonna paterna del bambino non era affetta da tale patologia

3. È possibile che la patologia sia causata da un allele dominante

A Tutte
B Solo 1 e 2
C Solo 1 e 3
D Solo 2 e 3
E Nessuna

39 **Durante la fase aerobica della respirazione cellulare, la demolizione del glucosio rilascia diossido di carbonio. Per ogni molecola di glucosio, quante molecole di diossido di carbonio vengono rilasciate rispettivamente nella decarbossilazione ossidativa del piruvato (L) e nel ciclo di Krebs (K)?**

A L = 2; K = 4 B L = 1; K = 2 C L = 4; K = 2 D L = 2; K = 1 E L = 2; K = 2

40 **Quale/i delle seguenti affermazioni è/sono corretta/e?**

1. I villi intestinali aumentano la superficie di assorbimento nel colon

2. I villi intestinali sono caratterizzati dalla presenza di molti capillari sanguigni

3. I villi intestinali sono caratterizzati dall'assenza di vasi linfatici

A Solo 1 B Solo 2 C Solo 3 D Nessuna E Tutte

41 **Nel rene il riassorbimento selettivo del glucosio avviene a livello di:**

A capsula di Bowman
B glomerulo
C ansa di Henle
D dotto collettore
E tubulo contorto prossimale

42 **Quali legami possono essere presenti nella molecola di un enzima digestivo?**

1. Legame peptidico
2. Legame disolfuro
3. Legame ionico
4. Legame idrogeno

A Tutti
B Solo 1, 2 e 3
C Solo 1, 2 e 4
D Solo 2, 3 e 4
E Solo 1, 3 e 4

Chimica

43 **La seguente reazione è esotermica:**

$$2\,T(g) + 3\,X(g) \rightleftarrows 5\,Z(g)$$

Quale delle seguenti affermazioni è corretta?

A) All'equilibrio, T e X producono Z alla stessa velocità con cui Z produce T e X

B) Un catalizzatore aumenta la quantità di prodotto Z

C) Un aumento di pressione causa un aumento della quantità di prodotto Z

D) Un aumento di temperatura causa un aumento della quantità di prodotto Z

E) L'aggiunta di Z sposta la posizione dell'equilibrio verso destra

44 **2 g di idrossido di sodio sono sciolti in 200 ml di acqua. Qual è la molarità dell'idrossido di sodio nella soluzione risultante?**

[masse atomiche relative: H = 1 u; O = 16 u; Na = 23 u]

A) 0,05 M

B) 0,10 M

C) 0,18 M

D) 0,25 M

E) 0,50 M

45 **Un alcol primario può essere ossidato a dare prima una aldeide e poi un acido carbossilico. Quale delle seguenti sequenze rappresenta l'ordine corretto di queste reazioni?**

A) $CH_3CH_2CH_2CH_2OH \rightarrow CH_3CH_2CH_2CHO \rightarrow CH_3CH_2CH_2COOH$

B) $CH_3CH(OH)CH_3 \rightarrow CH_3COCH_3 \rightarrow CH_3CH_2COOH$

C) $HCOOH \rightarrow HCHO \rightarrow CH_2OH$

D) $CH_2 = CH_2 \rightarrow CH_3CHO \rightarrow CH_3COOH$

E) $C_4H_9CH_2OH \rightarrow C_4H_9CHO \rightarrow C_4H_9COOCH_3$

46 **Quale/i delle seguenti affermazioni relative a una soluzione tampone acida è/sono corretta/e?**

1. Il pH non varia qualunque sia la quantità di acido o base aggiunti alla soluzione

2. È formata da un sale di un acido disciolto in una soluzione dello stesso acido

3. Le soluzioni tampone possono avere solo valori di pH compresi tra 3 e 6

A Solo 1

B Solo 2

C Solo 3

D Solo 1 e 2

E Solo 2 e 3

47 **Quante delle seguenti reazioni sono solo ossidazioni (Ox), quante solo riduzioni (Red), quante ossidoriduzioni (Redox)?**

$$2H^+ + 2e^- \rightarrow H_2$$

$$Ag^+ + Cl^- \rightarrow AgCl$$

$$Cu^+ \rightarrow Cu^{2+} + e^-$$

$$2Cu^+ \rightarrow Cu + Cu^{2+}$$

$$Mg \rightarrow Mg^{2+} + 2e^-$$

A Ox: 2 Red: 1 Redox: 1

B Ox: 1 Red: 1 Redox: 2

C Ox: 1 Red: 2 Redox: 1

D Ox: 2 Red: 1 Redox: 2

E Ox: 2 Red: 2 Redox: 1

48 **Si assuma che i valori delle prime sei energie di ionizzazione (espresse in kJ mol^{-1}) di un elemento siano: 738, 1450, 7730, 10500, 13600 e 18000. Quale/i delle seguenti affermazioni è/sono corretta/e?**

1. L'elemento appartiene al Gruppo 2 della Tavola Periodica

2. Il valore 7730 kJ mol^{-1} corrisponde al processo: $X^{3+}(g) - e^- \rightarrow X^{4+}(g)$

3. L'elemento appartiene al Periodo 2 della Tavola Periodica

A Solo 1

B Solo 2

C Solo 3

D Solo 1 e 2

E Solo 1 e 3

49 L'elemento idrogeno ha tre diversi isotopi: ^1H, ^2H e ^3H. Il numero atomico dell'idrogeno è 1.
Considerando un singolo atomo per ciascun isotopo, quale delle seguenti affermazioni è corretta?

A ^3H ha il doppio dei neutroni di ^2H
B ^3H ha il triplo dei protoni di ^1H
C ^2H ha il doppio dei neutroni di ^1H
D ^1H ha la metà degli elettroni di ^2H
E ^3H ha un protone, un neutrone e un elettrone

50 Quale tipo di forze intermolecolari esiste nel tetraclorometano?

A Legame idrogeno
B Legame ionico
C Legame covalente
D Attrazione istantanea dipolo-dipolo
E Attrazione permanente dipolo-dipolo

51 Il cloro ha due isotopi con masse atomiche relative di 35 u e 37 u. Un campione di CH_2Cl_2 ha una massa molecolare relativa di 86 u. Quale/i tra questi di seguito potrebbe/ro essere il campione?

1. Una miscela 50 % di $CH_2(^{35}Cl)_2$ e 50 % di $CH_2(^{37}Cl)_2$
2. 100 % di $CH_2{}^{35}Cl^{37}Cl$
3. Una miscela 25 % di $CH_2(^{35}Cl)_2$ e 75 % di $CH_2{}^{35}Cl^{37}Cl$
[Massa atomica relativa: H = 1 u, C = 12 u]

A Solo 1
B Solo 2
C Solo 3
D Solo 1 e 2
E Solo 1 e 3

52 Quando un catalizzatore è aggiunto ad una reazione chimica, quale/i dei seguenti eventi accade/ono?

1. L'energia di attivazione viene abbassata
2. La quantità finale di prodotto aumenta
3. Aumenta la velocità di formazione dei prodotti

A Solo 1
B Solo 2
C Solo 3
D Solo 1 e 2
E Solo 1 e 3

Matematica e Fisica

53 Calcolare il valore della seguente frazione:

$$\frac{127^2 - 73^2}{2}$$

A 1458
B 5400
C 10000
D 10800
E 20000

54 Semplificare la seguente espressione: $(4x)^{-2}\sqrt{16x^6}$ con $x > 0$.

A $\frac{x}{4}$
B x
C $64x$
D $\frac{x^2}{4}$
E x^2

55 Si consideri un triangolo rettangolo isoscele con l'ipotenusa di lunghezza *h* cm e area di *S* cm².
Quale tra le seguenti esprime la corretta relazione tra *h* ed *S*?

A $h = 2\sqrt{2} \times S$
B $h = 2\sqrt{S}$
C $h = \frac{\sqrt{S}}{2}$
D $h = \sqrt{2S}$
E $h = \sqrt{\frac{S}{2}}$

56 **Tre amici ricevono complessivamente € 36 da suddividere tra di loro nelle seguenti proporzioni 2:3:7. Qual è la differenza tra l'ammontare più grande e quello più piccolo ricevuto dai tre amici?**

A € 3 B € 6 C € 9 D € 12 E € 15

57 **Quando due resistenze elettriche (rispettivamente uguali a *R* e 4*R*) sono collegate in serie, la resistenza equivalente della combinazione è pari a 50 Ω. Se le medesime resistenze fossero collegate in parallelo, quale sarebbe la resistenza equivalente?**

A 8 Ω
B 10 Ω
C 12 Ω
D 32 Ω
E 50 Ω

58 **Quale/i dei seguenti prodotti tra grandezze ha/hanno le stesse unità di misura di un lavoro?**

1. **Pressione × volume**
2. **Massa × variazione di altezza**
3. **Carica × differenza di potenziale**

A Solo 1
B Solo 2
C Solo 3
D Solo 1 e 3
E Solo 2 e 3

59 **Una particella si muove lungo una linea retta ad una velocità di 5,0 m/s. Essa viene accelerata di 3,0 m/s^2 nella direzione e nel verso del suo moto. Quale sarà la sua velocità 4,0 secondi dopo l'inizio di questa accelerazione?**

A 8,0 m/s
B 11,0 m/s
C 12,0 m/s
D 17,0 m/s
E 19,0 m/s

60 **Una forza costante di 7,00 N viene applicata lungo una linea retta ad un corpo, per spostarlo di 13 m, parallelamente alla direzione della forza, in 5 secondi. Qual è la potenza sviluppata dalla forza per spostare il corpo?**

A 1,82 W
B 9,10 W
C 18,2 W
D 91,0 W
E 455 W

Soluzioni e commenti

1 Per individuare l'alternativa che esprime il messaggio principale del brano, occorre concentrare l'attenzione sulla conclusione a cui vuole giungere l'autore.

Nello specifico, nella parte iniziale del brano si afferma che alcuni tra i Paesi aperti al turismo violano ripetutamente i diritti umani dei propri cittadini. Al contempo il turismo genera un reddito importante per questi Paesi, rendendo meno efficaci embarghi e restrizioni e sostentando quei governi oppressivi.

Messaggio principale risulta dunque essere l'invito per i turisti a non visitare Paesi che violano i diritti umani dei loro cittadini (alternativa B), per non aiutare a mantenere al potere regimi corrotti e oppressivi.

2 In base a quanto affermato nel brano, si osserva che se i 20 insegnanti della scuola fossero in grado di valutare in maniera accurata le proprie capacità di insegnamento, paragonate a quelle dei colleghi, ne risulterebbe una classifica con gli insegnanti distribuiti in 20 posizioni differenti, e non tutti concentrati nelle prime dieci. Per questa ragione, è corretta la risposta D, secondo cui "non tutti gli insegnanti sono stati in grado di valutare le proprie capacità di insegnamento in maniera accurata".

3 Nella premessa del brano l'autore illustra come i passeggeri scelgano le compagnie aeree *low cost* per convenienza, trascurando i danni ambientali legati al trasporto aereo. A seguire, si trova un elenco di servizi per i quali i clienti dovrebbero pagare costi aggiuntivi rispetto al prezzo iniziale del biglietto. Questi costi ulteriori rendono il risparmio sul prezzo iniziale del biglietto più apparente che reale ("Tale convenienza è, però, illusoria"). In altre parole, l'autore sostiene che le compagnie *low cost* non sono poi così convenienti, come da loro pubblicizzato. Tale affermazione coincide con l'alternativa E che rappresenta quindi la risposta esatta. Analizzando le altre soluzioni proposte, si osserva che riportano tutte affermazioni non sostenute dal brano né deducibili dal testo.

4 Analizzando il brano, si osserva che, date le due premesse:

- test di laboratorio hanno dimostrato che l'utilizzo di candele contenenti olii essenziali permette di eliminare batteri come l'*Escherichia coli* e lo Stafilococco meticillino-resistente,
- candele contenenti olii essenziali sono state accese e fatte consumare in una stanza chiusa ermeticamente, eliminando batteri come l'Escherichia coli e lo Stafilococco meticillino-resistente),

si giunge alla seguente conclusione: queste candele rappresentano chiaramente la soluzione alle infezioni causate da questi batteri.

Tale conclusione è valida solo a condizione che i risultati ottenuti nei test di laboratorio siano gli stessi che si possono ottenere negli ospedali, come indicato dall'alternativa **A** che risulta quindi l'ipotesi implicita corretta.

---

5 Il brano sembra presupporre che l'assunzione dell'integratore abbia conseguenze sul QI dei bambini. In realtà la misurazione del QI pre e post assunzione dell'integratore vitaminico può avere senso solo se gli effetti si riscontrassero su due gruppi di bambini che frequentano lo stesso ambiente e sono quindi sottoposti agli stessi stimoli esterni. Se così non fosse (come prevede l'alternativa **C**), la differenza di QI potrebbe dipendere dall'ambiente piuttosto che dalla somministrazione dell'integratore. In tal senso, l'affermazione **C**, se considerata vera, indebolisce quanto sostenuto dal brano.

---

6 Per risolvere tale quesito, si consiglia di procedere per esclusione. Le alternative **B** e **D** sono facili da escludere perché fanno riferimento ad argomenti che l'autore non prende in considerazione (economicità e centrali nucleari), per cui non si può dire se rafforzano o meno la tesi del brano; l'alternativa **C** indebolisce la tesi dell'autore (i residenti erano d'accordo ma gli attivisti no); anche l'alternativa **E**, infine, è in contrasto con quanto proposto dal brano. La soluzione è quindi l'alternativa **A**; in effetti, se considerata vera, dimostra che la costruzione di impianti in mare aperto risolve l'unico problema che i cittadini hanno realmente a cuore: la rovina del panorama adiacente alla loro abitazione.

---

7 In base a quanto affermato nel brano, partendo dalle premesse:

- nelle decisioni che guidano le scelte personali degli individui entrano in gioco diversi fattori [...] e solo di rado il metodo scientifico;
- la maggior parte degli individui non conosce il metodo scientifico;

si arriva alla seguente conclusione;

- la scuola dovrebbe insegnare il metodo scientifico, perché servirebbe a guidare le scelte in modo più appropriato.

Tale conclusione ha senso solo a condizione che le scelte basate sul ragionamento scientifico siano sempre valide, ma purtroppo non è detto che sia sempre così. La risposta esatta si individua quindi nell'alternativa **D**.

---

8 Dimostrare di avere un conto corrente con un saldo di almeno 1000 euro e avere un'età massima di 30 anni sono condizioni necessarie per richiedere un visto per andare in Australia. Poiché Giulia ha più di 30 anni allora non può chiedere il visto. La struttura del ragionamento ricalca quindi un ragionamento di condizione necessaria, infatti:

solo se A e B allora C, ma poiché non B allora non C.

Tra le alternative quella che ripropone proprio la stessa struttura è la **B**; infatti solo se si è laureati con il massimo dei voti e si è stati ammessi a una scuola di dottorato allora viene offerta una borsa di studio (quindi solo se A e B allora C e poiché non A allora non B).

9 La struttura logica proposta è: "acquista un bene o un servizio e tutti i successivi acquisti che farai dello stesso bene o servizio, senza alcun limite, ti costeranno la metà". Analizzando ora le alternative proposte, si osserva che:

- l'alternativa B pone dei limiti al numero di acquisti (fino a 4 volte);
- l'alternativa C parla di elementi diversi (quota associativa e noleggio DVD);
- l'alternativa D prevede che, di fatto, il prezzo rimanga invariato (metà prezzo per metà tempo);
- l'alternativa E prevede che il servizio a metà prezzo, successivo al primo, sia goduto da una persona diversa da quella che ha effettuato il primo acquisto.

Rimane quindi l'alternativa A, che è corretta in quanto ricalca perfettamente la struttura proposta nel testo dell'esercizio.

10 Acquistando 8 confezioni, Francesco ha avuto a disposizione 48 bigliettini, ma ne ha utilizzati in realtà solo 38: avrebbe quindi potuto comprare 6 confezioni e 2 bigliettini singoli. Poiché ogni confezione costa € 1,92 mentre ogni bigliettino singolo costa € 0,43 avrebbe risparmiato in quel caso una somma pari a:

$$\text{somma spesa} - \text{somma necessaria} = 8 \cdot 1{,}92 - (6 \cdot 1{,}92 + 2 \cdot 0{,}43) =$$

$$= 2 \cdot 1{,}92 - 2 \cdot 0{,}43 = 3{,}84 - 0{,}86 = 2{,}98\ €\ \text{(risposta C)}$$

11 Per risolvere un quesito di questo tipo è utile partire dalle alternative proposte e verificare se soddisfano le condizioni richieste. Provando a disporre graficamente i vari elementi su un ottagono si ricava:

- alternativa A: corretta;
- alternativa B: da scartare, in quanto nessuna delle due finestre si trova tra le due porte;
- alternativa C: da scartare, in quanto lo specchio non si trova di fronte a una delle due porte;
- alternativa D: da scartare in quanto nessuna delle due porte si trova di fronte allo specchio e le due finestre non si trovano su pareti opposte;
- alternativa E: da scartare in quanto le due finestre non sono una opposta all'altra.

12 Richiedere che uno dei giocatori al termine della partita abbia lo stesso numero di caramelle che aveva inizialmente equivale a richiedere che uno dei giocatori abbia vinto tante caramelle quante ne ha perse. Questo non è ovviamente possibile, in quanto ogni bambino ha vinto una partita e, di conseguenza, perso le altre.
Si presentano quindi i seguenti casi:

1. vincitore della prima partita:

$$\text{riceve: } 1 \cdot 3 = 3 \text{ caramelle,} \quad \text{dà: } 2 + 3 + 4 = 9 \text{ caramelle}$$

e dunque perde 6 caramelle;

2. vincitore della seconda partita:

$$\text{riceve: } 2 \cdot 3 = 6 \text{ caramelle,} \quad \text{dà: } 1 + 3 + 4 = 8 \text{ caramelle}$$

e dunque perde 2 caramelle;

3. vincitore della terza partita:

riceve: $3 \cdot 3 = 9$ caramelle, dà: $1 + 2 + 4 = 7$ caramelle

e dunque vince 2 caramelle;

4. vincitore della quarta partita:

riceve: $4 \cdot 3 = 12$ caramelle, dà: $1 + 2 + 3 = 6$ caramelle

e dunque vince 6 caramelle.

Si dimostra quindi che la condizione espressa dall'alternativa **E**, a differenza delle altre, non si può verificare.

---

13 L'esercizio prevede che ogni squadra incontri ognuna delle altre per due volte. Ogni squadra gioca quindi in tutto 8 partite per un totale di 20 incontri. Inoltre si sa che non c'è possibilità di pareggio, per cui in ciascun incontro una squadra vince e una perde: si hanno dunque in totale 20 vittorie e 20 sconfitte. Si può completare la tabella avendo in mente queste due condizioni: la somma dei valori nella colonna che indica le vittorie e in quella che indica le sconfitte è sempre pari a 20 e ogni squadra ha un totale di 8 risultati conseguiti (quindi la somma dei risultati di ogni riga deve sempre essere 8). La squadra I, quindi, che ha vinto 6 partite, ne ha perse 2; la squadra II, avendone vinta 1 ne ha perse 5; mentre la squadra IV che ne ha perse 6, ne ha vinte 2 e la V che ne ha perse 2, ne ha vinte 6. A questo punto la somma delle vittorie è pari 15 e delle sconfitte a 17 e ciò vuol dire che la squadra III ne deve aver vinte 5 (**D**, soluzione del quesito) e perse 3.

---

14 Per massimizzare l'area del terreno l'agricoltore dovrà scegliere di utilizzare lo strapiombo come lato maggiore del rettangolo che delimita la superficie: in tal modo, infatti, potrà utilizzare i pannelli disponendoli sui due lati corti e su un solo lato lungo.

I pannelli misurano ciascuno 2 m e non possono essere separati, questo vuol dire che i lati del rettangolo dovranno essere dei numeri interi che massimizzano il prodotto $b \cdot h$.

Disponendo 8 pannelli sul lato più lungo e 4 pannelli su entrambi i lati corti si ottiene:

$A = b \cdot h =$ (8 pannelli $\cdot$ 2 m) $\cdot$ (4 pannelli $\cdot$ 2 m) $= 16 \cdot 8 = 128$ m^2 (risposta **D**).

Provando a valutare le altre possibili combinazioni di pannelli disposti sul lato lungo e sul lato corto rispettivamente (14-1, 12-2, 10-3, 6-5), si osserva che quella riportata sopra dà luogo alla superficie più ampia possibile ed è dunque la risposta corretta.

---

15 Poiché il servizio deve assicurare la partenza di un autobus da ognuna delle due città ogni 12 minuti, e visto che i primi due autobus partiti non portanno ripartire prima che siano trascorsi almeno 70 minuti (ovvero 1 ora e 5 minuti + almeno 5 minuti di sosta), dovranno essere in servizio 12 autobus. Infatti:

- minuto 0: partono gli autobus A e B
- minuto 12: partono gli autobus C e D
- minuto 24: partono gli autobus E e F
- minuto 36: partono gli autobus G e H
- minuto 48: partono gli autobus I e L
- minuto 60: partono gli autobus M e N

La tratta successiva, in partenza al minuto 72, potrà essere nuovamente effettuata dagli autobus A e B che avranno in quel momento effettuato il loro tragittto e rispettato il turno di riposo. La risposta corretta è pertanto la **E**.

16 Osservando la figura riportata sotto, si osserva che le due figure a forma di L hanno il lato *a* coincidente con un lato del quadrato esterno e dunque pari a 10 cm.

I lati *b* e *f* sono tali che sommati equivalgono a un lato del quadrato esterno e lo stesso vale per i lati *c* ed *e*. Resta il lato *d* che coincide con un lato del quadrato interno, ovvero è pari a 2 cm.

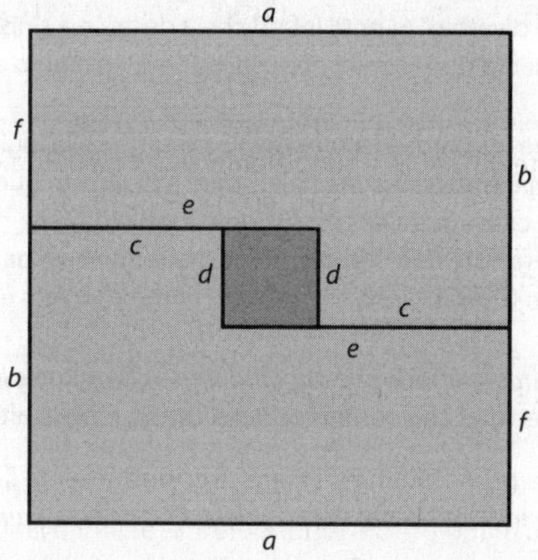

Si avrà dunque:

$$\text{Perimetro L} = a + (b + f) + (c + e) + d = 10 + 10 + 10 + 2 = 32 \text{ cm}$$

La risposta corretta è dunque la **C**.

17 Si può facilmente osservare che le ultime tre squadre in classifica hanno giocato 35 partite e devono dunque giocarne ancora 3. Ciascuna di esse può dunque aggiungere al massimo 9 punti alla sua classifica, nel caso in cui vinca tutte le partite ancora da disputare. La squadra *Vermiglio* potrà dunque totalizzare al massimo 41 punti mentre le squadre *Smeraldo* e *Magenta* potranno totalizzare un punteggio massimo pari a 38. Ne consegue che la risposta corretta è la **E**.

18 Maria corre complessivamente per 30 minuti (4 ripetizioni da 6 minuti ciascuna più ulteriori 6 minuti di corsa finali) e cammina per 12 minuti (4 ripetizioni da 3 minuti ciascuno). Pertanto, a metà allenamento Maria ha corso per 15 minuti e ha camminato per 6 minuti. La corsa avviene alla velocità di 1 chilometro ogni 7 minuti e mezzo e dunque in 15 minuti percorre 2 chilometri, mentre quando cammina percorre 1 chilometro in 12 minuti e pertanto in 6 minuti riesce a percorrere mezzo chilometro. Quando arriva a metà allenamento Maria ha dunque percorso 2,5 chilometri e la risposta corretta è quindi la **C**.

19 Il termine che dal punto di vista etimologico non segue la stessa logica degli altri è *anacronistico*, parola di origine greca composta dalla preposizione "anà" + "chronos", che indica un movimento contro lo scorrere del tempo, un errore cronologico. Gli altri quattro termini, etimologicamente sono invece tutti introdotti dal prefisso "a" (*an* davanti a vocale), che indica privazione, mancanza. La risposta esatta è dunque la B.

20 In questo esercizio occorre verificare le diverse coppie di termini proposte per individuare quale di esse completa la proporzione in modo tale che la relazione tra i primi due termini della proporzione sia analoga a quella esistente tra il terzo e il quarto termine. In base a tale logica, risulta corretta la risposta A: "Inquietudine sta a serenità come conciliazione sta a diverbio". Si nota infatti che a destra e a sinistra dell'uguale la proporzione verbale presenta due termini opposti, due stati d'animo e situazioni contrarie.

21 In una proporzione tra parole, l'alternativa è corretta se la logica che lega i due termini a sinistra dell'*uguale* è la medesima dei termini a destra. In questo caso, la logica è data dagli *opposti* e, di conseguenza, la soluzione è individuabile nell'alternativa D. Infatti, completando la proporzione verbale, si ha che *empirico* ("basato sull'esperienza") è il contrario di *teorico* ("basato sulla teoria") così come *concreto* è il contrario di *astratto*.

22 Per *completare le frasi in modo che abbiano senso compiuto e logico* occorre conoscere il significato dei termini che compaiono nel brano e nelle alternative proposte.

Per esempio, nella prima lacuna si inserisce correttamente il verbo <u>*sogliono*</u> (alternativa A), presente indicativo del verbo *solere*, che indica *avere l'abitudine*.

Naturalmente, per considerare concluso l'esercizio è necessario verificare che anche gli altri due termini proposti dall'alternativa E completino correttamente le rispettive lacune: e se è vero che la frase *le conosciamo solo <u>negli effetti</u>* ha certamente senso compiuto, altrettanto sensato, anche in virtù del filo logico del testo, è affermare che *come l'uomo forte gode della sua potenza fisica (…), così l'analista si <u>gloria</u> di quella attività spirituale che serve a "risolvere"*.

23 Questo esercizio presenta maggiore difficoltà rispetto a quello precedente, data la somiglianza di significato dei termini proposti dall'alternativa A (risposta corretta) e dall'alternativa B. Ciò vale soprattutto per le lacune 1 e 3, per le quali potrebbero essere considerate esatte entrambe le alternative A e B. È invece soprattutto la seconda parola mancante a indirizzare verso la soluzione. Infatti, se l'affermazione *il conflitto di interessi in <u>primis</u>* gode di senso compiuto, non altrettanto si può dire per l'espressione *il conflitto di interessi in <u>fondo</u>*.

24 La modifica di un articolo della Costituzione è disciplinata dall'art. 138 della Costituzione stessa; esso prevede che le leggi di revisione costituzionale e le altre leggi costituzionali devono essere approvate da ciascun ramo del Parlamento con due distinte deliberazioni, tra le quali devono intercorrere almeno tre mesi; nella seconda deliberazione di ciascuna Camera, per l'approvazione è necessaria la maggioranza assoluta. La soluzione è quindi la B.

25 Per rispondere alla domanda è necessario ricordare qualche aspetto saliente della vita di Noam Chomsky. Autore nel 1968 de "il linguaggio e la mente" Chomsky è un filosofo, linguista e teorico della comunicazione statunitense. La sua forte presa di posizione contro la Guerra in Vietnam (che impegnò gli Stati Uniti dal 1965 al 1972) lo rendono uno degli intellettuali della sinistra radicale Americana più seguiti. Numerosi sono i suoi scritti sull'anarchismo. Ricordando questi elementi si può capire come la soluzione al quesito sia l'alternativa **D**, Chomsky non è mai stato Senatore nel governo statunitense.

26 La definizione di "secolo breve" è una delle più famose attribuite al XX secolo ed è dovuta allo storico britannico Eric J. Hobsbawm (**E** soluzione del quesito). Nel suo saggio appunto intitolato *Il Secolo breve* e sottotitolato *1914-1991*, lo storico divide il secolo in tre fasi: la prima, quella della catastrofe dal 1914 al 1945; la seconda, quella dell'oro, dal 1946 al 1973; e la terza, quella definita "la frana", dal 1973 al 1989 e 1991 (date che segnano la caduta del Comunismo).

27 Camillo Golgi viene insignito del premio Nobel per la Medicina nel 1906 per i suoi studi sull'istologia del sistema nervoso. Così Rita Levi Montalcini riceve il Nobel per la Medicina nel 1986 per i suoi studi in ambito neurologico. Il premio Nobel per la Fisica fu invece assegnato nel 1938 a Enrico Fermi e all'astrofisico Riccardo Giacconi nel 2002. Mario Capecchi, pur laureato in Chimica e Fisica ha incentrato i suoi studi nella genetica per la quale, insieme ai colleghi Evans e Smithies, è stato insignito del premio Nobel per la Medicina nel 2002. La soluzione è quindi la **C**.

28 I vasi sanguigni che trasportano sangue ossigenato possono essere di tipo venoso oppure arterioso, a seconda della direzione che il flusso sanguigno ha al loro interno: sono vasi venosi quelli che vanno dalla periferia dell'organismo al cuore, arteriosi quelli in direzione opposta. L'arteria polmonare fa parte del cosiddetto piccolo circolo, andando dal ventricolo destro del cuore ai polmoni, trasporta sangue non ossigenato, per cui è da escludere. La vena polmonare porta sangue ossigenato dai polmoni all'atrio sinistro del cuore e le arterie renali portano sangue ossigenato ai reni, originando da una diramazione dell'aorta. La risposta corretta è pertanto la **E**.

29 I centri di controllo della respirazione e del ritmo cardiaco hanno sede nel midollo allungato, e questo ci permette di concentrare la nostra attenzione sulle righe 1 e 3, che contengono questa affermazione. La porzione anteriore dell'ipofisi (adenoipofisi) secerne l'ormone follicolo stimolante (FSH), mentre la porzione posteriore (neuroipofisi) secerne l'ormone antidiuretico (ADH) che in realtà è prodotto dall'ipotalamo. Il cervello contiene i centri di controllo delle emozioni (in particolare nell'amigdala, localizzata nei due emisferi cerebrali), mentre il cervelletto è deputato al controllo del movimento e dell'equilibrio. Nonostante il riferimento all'ormone ADH sia ambiguo, dato che il cervelletto coordina l'equilibrio, mentre il cervello controlla le emozioni, possiamo stabilire che le funzioni delle diverse strutture sono riportate correttamente nella riga 3 e la risposta esatta è la **C**.

30 Gli enzimi sono le "macchine" cellulari che rendono possibili i processi biologici, agendo da catalizzatori. Essendo di natura proteica, gli enzimi sono costituiti da amminoacidi (opzione 3 corretta). Alla temperatura di 60 °C le proteine normalmente vanno incontro a processi di denaturazione, ossia a cambiamenti della struttura proteica, a causa della rottura dei deboli legami a idrogeno e delle interazioni elettriche che determinano la struttura secondaria, terziaria o quaternaria del peptide. Tali cambiamenti causano la perdita di funzione della molecola stessa. Nei batteri termofili, reperibili per esempio sulle dorsali oceaniche in corrispondenza delle fumarole idrotermali, le colonie prosperano grazie a un corredo enzimatico che resiste alla denaturazione nonostante le alte temperature (opzione 1 corretta). L'opzione 2 esclude il funzionamento dei batteri a 37 °C: sebbene tali batteri abbiano la loro condizione di sviluppo a temperature superiori a 40 °C, è sbagliato affermare che abbiano corredi enzimatici che non funzionano al di sotto di tale soglia. La termostabilità di queste proteine infatti è intrinseca, dipende cioè dalla composizione e dalla sequenza degli amminoacidi (vi sono per esempio legami forti quali ponti disolfuro covalenti) e non viene alterata da temperature più basse di quelle ottimali. Le affermazioni corrette sono la 1 e la 3, quindi la risposta esatta è la D.

31 Il fuso mitotico è una struttura, costituita da un fascio di microtubuli, che si forma durante le divisioni cellulari (sia in mitosi sia in meiosi) e non è presente in interfase: la risposta A è quindi errata. Durante la profase, le due coppie di centrioli si dirigono verso i poli opposti della cellula e da essi si originano i microtubuli che andranno a formare il fuso mitotico; anche la C è quindi sbagliata.

I cromosomi si legano ai microtubuli che formano il fuso, si dispongono sul piano equatoriale (metafase) per poi essere trascinati verso le estremità opposte della cellula (anafase), dove andranno a costituire i nuovi nuclei delle cellule figlie.

La cristallizzazione dei microtubuli da parte di alcune sostanze antitumorali (vinblastina e tassolo, ad esempio), impedisce il disassemblamento del fuso e porta al blocco della divisione cellulare: poiché il pieno sviluppo del fuso mitotico avviene in metafase, è questo il momento in cui agisce il farmaco, impedendo alla cellula di andare in anafase (risposta D errata) e, conseguentemente, in telofase (risposta E errata). La risposta corretta è pertanto la B.

32 NADH e $FADH_2$ sono sostanze che si producono durante la glicolisi e la respirazione cellulare (che avviene sia di notte che di giorno); non è quindi necessaria la luce per produrle. $NADP^+$ è un coenzima (in forma ossidata) che viene ridotto a NADPH dalle reazioni della fase luminosa della fotosintesi; le reazioni della fase oscura (Ciclo di Calvin) portano alla riduzione dell'anidride carbonica a carboidrati grazie all'agente riducente NADPH (che si ossida a $NADP^+$). Quindi per avere NADPH è necessaria la luce, mentre questa non serve per produrre $NADP^+$. Tutte le molecole proposte possono essere prodotte da una cellula fotosintetica in assenza di luce: si conclude che la risposta corretta è la A.

33 Actina e miosina sono due proteine coinvolte nel processo della contrazione muscolare. Si trovano pertanto nel diaframma e nei muscoli intercostali, mentre sono assenti dagli alveoli polmonari (formati da un epitelio pavimentoso semplice e da connettivo) e dalla pleura, la membrana sierosa che avvolge i polmoni. Le strutture che necessitano di actina e miosina sono la 2 e la 3 e la risposta corretta è la **C**.

34 Per rispondere correttamente dobbiamo individuare, fra quelle proposte, una caratteristica che non permette di distinguere il DNA dall'mRNA maturo, perché è presente in entrambe le molecole.

Lo zucchero presente nel DNA è il desossiribosio mentre quello che caratterizza l'RNA è il ribosio; questa caratteristica ci permette di distinguere le due molecole quindi la **B** non è la risposta cercata.

Il DNA ha una struttura a doppia elica, mentre l'mRNA maturo è formato da un filamento singolo; possiamo quindi escludere anche la risposta **C**.

Gli introni sono sequenze non codificanti presenti nel DNA e nell'mRNA appena trascritto; questi tratti sono rimossi dall'mRNA nel corso dello *splicing*, e nell'mRNA maturo non sono presenti: neanche la **D** risponde quindi correttamente al quesito. La risposta **E** allude a un composto che non esiste nel DNA ma è invece nell'mRNA. La risposta corretta è la **A**: sia i nucleotidi che formano il DNA sia quelli che formano l'RNA sono uniti fra loro da legami fosfodiesterici, quindi questa caratteristica non ci permette di distinguere le due molecole.

35 Ogni timina lega una base adenina con 2 legami idrogeno mentre ogni guanina si appaia a una citosina con 3 legami idrogeno. 12 timine coinvolgeranno dunque 24 ponti a idrogeno e 45 saranno quelli tra le 15 guanine e le corrispondenti citosine, per un totale di 69. La risposta corretta è quindi la **D**.

36 La sintesi proteica si avvale dei ribosomi. Questi si trovano sia nel cloroplasto sia nel mitocondrio e sono assenti nel nucleo, anche se le catene di RNA ribosomiale (che insieme ad altre proteine formano le due subunità dei ribosomi) vengono sintetizzate al suo interno (nel nucleolo). La risposta giusta è quindi la **B**.

37 Indicando con A e B i due geni considerati, i genitori, eterozigoti, avranno genotipo AaBb e ognuno produrrà quattro tipi di gameti: AB, Ab, aB, ab. Costruendo un quadrato di Punnet con gli alleli espressi dai gameti, si ottengono 16 combinazioni alleliche. Di queste, 9 saranno nella forma A*, B* (ad esempio AABb oppure AaBB, eccetera) e avranno lo stesso fenotipo dei genitori essendo i due geni a dominanza completa, mentre 7 saranno omozigoti recessivi per almeno uno dei due geni, e quindi mostreranno un fenotipo differente dai genitori (i genotipi in questo caso sono: aabb, aAbb, aaBb, Aabb, AAbb, aaBB,aaBb). Il rapporto di 7 su 16 equivale al 43,75%. La risposta corretta è la **C**.

38 Se l'allele che causa la patologia fosse dominante, trovandosi sul cromosoma X, renderebbe malato almeno uno dei genitori che invece sono entrambi fenotipicamente sani. Quindi l'opzione 3 è da scartare e questo permette di stabilire che le risposte B, C e D sono errate. La madre, essendo sana, deve avere un genotipo eterozigote, che possiamo indicare come xX, quindi l'opzione 1 è giusta (risposta E sbagliata). Essendo il padre sano, significa che l'allele ereditato dalla madre (la nonna paterna del bambino) è un allele X normale. Il che significa che la nonna avrebbe potuto avere un genotipo Xx o XX: in entrambi i casi non sarebbe stata affetta dalla patologia. Quindi l'opzione 2 è accettabile e possiamo concludere che la risposta corretta è B.

39 Con la glicolisi una molecola di glucosio (a 6 atomi di C) viene scomposta in due molecole di piruvato (a 3 C) e ognuna di queste va incontro alla decarbossilazione ossidativa, reazione in cui perde una molecola di diossido di carbonio: per ogni glucosio, dunque, vengono rilasciate 2 molecole di diossido di carbonio. Possiamo stabilire che L = 2 e quindi scartare le risposte B e C. Nel ciclo di Krebs, il gruppo acetile (a 2 atomi di carbonio) derivato dalla decarbossilazione del piruvato subisce una serie di ossidazioni che portano alla formazione di 2 molecole di anidride carbonica: da una molecola di glucosio derivano due molecole di piruvato, quindi nel ciclo di Krebs in totale si generano 4 molecole di anidride carbonica: K = 4. La risposta corretta è quindi la A.

40 I villi intestinali si trovano nell'intestino tenue e non nel crasso, di cui il colon fa parte, quindi l'opzione 1 va scartata. I villi presentano molti capillari sanguigni, che permettono l'assorbimento e la distribuzione al resto dell'organismo dei nutrienti (opzione 2 corretta); contengono anche vasi linfatici: ogni villo ha infatti un piccolo vaso, detto chilifero, nel quale passano gli acidi grassi e il glicerolo, per essere riversati nel sangue solo in un secondo momento (opzione 3 da scartare). La risposta esatta è dunque la B.

41 Il glomerulo renale cede alla capsula di Bowman circa il 20% del plasma che lo attraversa: si tratta dell'ultrafiltrato che, durante il tragitto lungo il tubulo renale, viene privato di circa il 99% dell'acqua, dei sali e delle sostanze nutritizie, che tornano al sangue attraverso i vasi retti. La parte del tubulo con la più elevata capacità di riassorbimento di nutrienti (tra cui il glucosio) è il tubulo contorto prossimale; la risposta corretta è pertanto la E.

42 Un enzima è una proteina: si tratta di un polimero di amminoacidi, legati tra loro da legami peptici a formare la struttura primaria; l'opzione 1 è corretta. La catena amminoacidica può ripiegarsi grazie a legami idrogeno originando la struttura secondaria; anche l'opzione 4 è corretta. Inoltre la struttura secondaria può ulteriormente piegarsi nello spazio, dando origine a quella che si chiama struttura terziaria, grazie a legami idrogeno, a legami ionici e a ponti disolfuro (questi ultimi tra residui di cisteina, che contengono zolfo); anche le opzioni 2 e 3 sono quindi corrette. Essendo tutte le opzioni valide, la A è la risposta esatta.

43 Un catalizzatore non modifica l'equilibrio della reazione chimica, quindi la sua presenza non può aumentare la quantità di prodotto Z; la risposta B è errata. Per il principio di Le Chatelier le risposte C, D ed E sono errate. Visto che la reazione è esotermica, un aumento della temperatura favorisce lo spostamento della reazione verso i reagenti T e X. L'aggiunta dell'unico prodotto comporta lo spostamento della reazione chimica verso sinistra e non verso destra. Un aumento della pressione non influenza la situazione di equilibrio, in quanto il numero di moli di gas a destra è uguale al numero di moli di gas a sinistra. L'equilibrio chimico è un equilibrio dinamico, in cui la velocità della reazione diretta è uguale alla velocità della reazione inversa; la risposta corretta è quindi la A.

44 Per risolvere il quesito è necessario prima di tutto calcolare le moli di idrossido di sodio (NaOH) presenti in 2 grammi. Il numero di moli si ricava dividendo la quantità di NaOH (2 g) per la sua Massa Molare (40 g/mol) e risulta 0,05 mol. La Molarità si ottiene dividendo il numero di moli precedentemente calcolate (0,05 mol) per i litri di soluzione (0,2 litri), quindi il risultato è 0,25 M. La risposta corretta è pertanto la D.

45 Tra le opzioni proposte scartiamo subito la risposta B in quanto l'ossidazione di un alcol primario (R-OH) non può dare un chetone (R-CO-R'). La risposta C rappresenta invece la riduzione di un acido carbossilico prima ad aldeide e poi ad alcol primario, quindi non rappresenta quanto richiesto dal quesito. Le risposte D ed E sono sbagliate poiché vi è un composto organico errato in ogni reazione: nella D vi è un alchene anziché un alcol primario e nella E vi è un estere (R-COOR') anziché un acido carbossilico. La risposta corretta è quindi la A, nella quale un alcol primario (R-OH) viene ossidato a dare una aldeide (R-CHO) e poi un acido carbossilico (R-COOH).

46 Le soluzioni tampone sono soluzioni che si oppongono alla variazione del pH per moderate aggiunte di acido o di base, quindi il pH varia se aggiungiamo elevate quantità di acidi o basi forti. Possono essere formate da un sale di acido disciolto in una soluzione dello stesso acido, un esempio di soluzione tampone è data dal sale acetato di sodio (CH_3COONa) e dall'acido acetico (CH_3COOH). Per quanto riguarda il pH delle soluzioni tampone, vi sono sia tamponi acidi che basici. Pertanto le affermazioni 1 e 3 sono errate e l'unica corretta è la numero 2. La risposta corretta al quesito è la B.

47 Nelle reazioni di ossidazione si ha la perdita di uno o più elettroni, con il conseguente aumento del numero di ossidazione; nelle reazioni di riduzione si ha l'acquisto di uno o più elettroni, con la diminuzione del numero di ossidazione delle specie chimiche coinvolte; nelle reazioni di ossidoriduzione le reazioni di ossidazione e riduzione avvengono contemporaneamente. La prima reazione proposta rappresenta l'unico esempio di riduzione: il catione idrogeno acquista elettroni diventando idrogeno allo stato elementare. Nella seconda reazione non cambiano i numeri di ossidazione delle specie chimiche coinvolte (argento e cloro), quindi non viene considerata. La terza e la quinta reazione sono due esempi di ossidazione: il catione rame e il magnesio si ossidano perdendo uno o più elettroni. Vi è un unico esempio di ossidoriduzione: lo stesso catione rame (I) si ossida a catione rame (II) e si riduce a rame metallico avente numero di ossidazione zero. Abbiamo in tutto due reazioni di ossidazione, una di riduzione e una di ossidoriduzione, la risposta corretta è quindi la A.

48 Si inizia verificando l'affermazione 1. Osservando come variano i valori dell'energia di ionizzazione, si nota immediatamente che la differenza di energia esistente tra il secondo e il terzo valore è molto più grande rispetto a quella esistente tra il primo e il secondo. Questo significa che l'elemento in questione può perdere più facilmente il primo e il secondo elettrone, mentre per perdere il terzo occorre fornire molta più energia. Quindi l'elemento in questione è un elemento che appartiene al secondo gruppo, cioè ai metalli alcalino terrosi e possiede pertanto due elettroni di valenza. Una volta che ha perduto i suoi due elettroni di valenza, raggiungendo così una configurazione elettronica stabile, tipica di un gas nobile, la sottrazione di ulteriori elettroni richiede molta più energia. L'affermazione 1 è pertanto corretta.
Si passa poi a verificare l'affermazione 2. Il primo valore dell'energia di ionizzazione, 738 $kJ \cdot mol^{-1}$, corrisponde al processo $X_{(g)} - e^- \rightarrow X^+_{(g)}$, il secondo valore, 1450 $kJ \cdot mol^{-1}$, corrisponde al processo $X^+_{(g)} - e^- \rightarrow X^{2+}_{(g)}$ e il terzo valore, 7730 $kJ \cdot mol^{-1}$ corrisponde al processo $X^{2+}_{(g)} - e^- \rightarrow X^{3+}_{(g)}$. L'affermazione 2 è quindi errata.
Infine, poiché dai dati forniti dal quesito non si può dedurre il periodo a cui appartiene l'elemento in questione, la risposta esatta è la **A**.

49 La risposta **B** si può escludere subito, perché il numero atomico pari a 1, che identifica univocamente l'elemento idrogeno, indica la presenza di un solo protone nel nucleo, mentre gli isotopi di elemento differiscono tra loro solo per il numero di neutroni presenti nel nucleo. Per la stessa ragione si può escludere la risposta **D**, perché un atomo di idrogeno, quando si trova allo stato isolato, cioè quando è elettricamente neutro, possiede un solo elettrone. Per determinare il numero di neutroni contenuti in ciascun isotopo dell'idrogeno si sottrae dal numero di massa dell'isotopo il numero atomico dell'elemento, per cui l'isotopo 1 non contiene neutroni, l'isotopo 2 ne contiene 1 e l'isotopo 3 ne contiene 2. Si escludono quindi le risposte **C** ed **E** e pertanto la risposta corretta è la **A**.

50 Si escludono subito le risposte **B** e **C** perché i legami indicati sono di tipo intramolecolare. Si esclude anche la risposta **A**, perché il legame idrogeno è un legame intermolecolare che si stabilisce solo tra le molecole che contengono un atomo di idrogeno legato a uno dei seguenti elementi: fluoro, ossigeno o azoto.
Infine si esclude anche la risposta **E**, perché il composto tetraclorometano è apolare, per cui non può stabilire attrazioni permanenti dipolo-dipolo.
La risposta corretta è quindi la **D**.
L'apolarità della molecola del composto è dovuta alla sua geometria tetraedrica regolare, che rende nulla la somma vettoriale dei momenti dipolari di ciascun legame polare C-Cl.

51 Si inizia verificando l'affermazione 2. La massa molecolare relativa delle molecole contenute in una miscela costituita al 100% da $CH_2{}^{35}Cl^{37}Cl$ è:

$$PM = PA_C + 2 \cdot PA_H + PA_{^{35}Cl} + PA_{^{37}Cl} = 12u + 2u + 35u + 37u = 86u$$

per cui si possono escludere subito le risposte A, C ed E e si passa a verificare l'affermazione 1.

La massa molecolare relativa delle molecole contenute in una miscela costituita da 50% di $CH_2(^{35}Cl)_2$ e 50% di $CH_2(^{37}Cl)_2$ è pari alla media ponderale delle masse molari dei due composti:

$$\overline{PM} = PM_{CH_2(^{35}Cl)_2} \cdot \frac{50}{100} + PM_{CH_2(^{37}Cl)_2} \cdot \frac{50}{100} =$$

$$= (12u + 2u + 2 \cdot 35u) \cdot \frac{1}{2} + (12u + 2u + 2 \cdot 37u) \cdot \frac{1}{2} = 86u$$

Anche l'affermazione 1 è corretta: quindi si può escludere la risposta B e la risposta corretta è la D.

---

52 Un catalizzatore è in grado di influenzare solo la cinetica di una reazione chimica, abbassando l'energia di attivazione e aumentando così la velocità della reazione diretta, cioè quella che porta alla formazione dei prodotti, mentre non è in grado assolutamente di influenzare la termodinamica della reazione (cioè non è in grado di variare né l'entalpia, né l'energia libera), né tantomeno di variare il valore della costante di equilibrio, per aumentare o diminuire la quantità finale di prodotto.

La risposta corretta è quindi la E.

---

53 Il valore del numeratore n della frazione data è pari alla differenza fra due quadrati; ricordando il corrispondente prodotto notevole:

$$x^2 - y^2 = (x + y) \cdot (x - y)$$

si ottiene, ponendo $x = 127$ e $y = 73$:

$$n = 127^2 - 73^2 = (127 + 73) \cdot (127 - 73) = 200 \cdot 54$$

Dividendo per 2 il numero n così ottenuto:

$$n : 2 = (200 \cdot 54) : 2 = 100 \cdot 54 = 5400$$

si trova che la risposta corretta è la B.

---

54 Per le proprietà delle potenze e dei radicali si ha:

$$(4x)^{-2} = \frac{1}{(4x)^2} = \frac{1}{16x^2}$$

$$\sqrt{16x^6} = 4x^3 \text{ essendo } x > 0$$

e l'espressione data diventa:

$$(4x)^{-2}\sqrt{16x^6} = \frac{1}{16x^2} \cdot 4x^3 = \frac{x}{4}$$

La risposta esatta è pertanto la A.

55 Un triangolo rettangolo isoscele ha un angolo retto e due angoli che misurano 45°: può quindi essere considerato come la metà di un quadrato tagliato lungo una diagonale.

Ponendo uguale a l il lato di questo quadrato si ha $S = l^2/2$, da cui $l = \sqrt{2S}$ e $h = l \cdot \sqrt{2}$. Quindi:

$$h = \sqrt{2S} \cdot \sqrt{2} = 2\sqrt{S}$$

La risposta esatta è la **B**.

56 Suddividendo l'ammontare complessivo di 36 € in 2 + 3 + 7 = 12 quote, si trova un valore di 36 : 12 = 3 € a quota. L'ammontare più grande si calcola moltiplicando 3 per 7 e quello più piccolo moltiplicando 3 per 2.

Si ricava che la differenza tra l'ammontare più grande e quello più piccolo ricevuto dai tre amici è:

$$3 \cdot 7 - 3 \cdot 2 = 21 - 6 = 15\ €$$

e quindi la risposta corretta è la **E**.

57 Quando due resistenze sono collegate in serie, la resistenza equivalente è pari alla somma dei valori delle singole resistenze: $R_{eq} = R_1 + R_2$.þ Pertanto si può scrivere l'equazione $50\ \Omega = R + 4R = 5R$ da cui si ottiene, risolvendo, $R = 10\ \Omega$.

Quando due resistenze sono invece collegate in parallelo, l'inverso della resistenza equivalente è pari alla somma dell'inverso dei valori delle singole resistenze: $\frac{1}{R_{eq}} = \frac{1}{R_1} + \frac{1}{R_2}$.

Pertanto si può scrivere l'equazione $\frac{1}{R_{eq}} = \frac{1}{R} + \frac{1}{4R}$, da cui $\frac{1}{R_{eq}} = \frac{4+1}{4R} = \frac{5}{4R}$. Facendo l'inverso, l'equazione diventa $R_{eq} = \frac{4R}{5}$. Sostituendo al posto di R il valore trovato, $R = 10\ \Omega$, si ottiene $R_{eq} = \frac{4 \cdot 10\ \Omega}{5} = 8\ \Omega$, quindi la risposta corretta è la **A**.

58 Il prodotto pressione × volume ha le dimensioni di un lavoro. La pressione infatti è pari al rapporto tra una forza normale alla superficie e la superficie stessa, quindi ha dimensioni $[F]\,[L]^{-2}$, mentre il volume ha le dimensioni di una lunghezza al cubo $[L]^3$; pertanto il loro prodotto ha proprio le dimensioni di un lavoro $[F]\,[L]^{-2}\,[L]^3 = [F]\,[L]$. Si possono quindi escludere le risposte **B**, **C** ed **E** ed esaminare direttamente il terzo prodotto carica × differenza di potenziale.

Il potenziale elettrico è pari al rapporto tra l'energia potenziale elettrostatica E_p e la carica elettrica q, pertanto le dimensioni della differenza di potenziale sono pari al rapporto tra un'energia (quindi un lavoro) e la carica elettrica $[F]\,[L]\,[Q]^{-1}$, per cui an-

che il prodotto carica × differenza di potenziale ha le dimensioni di un lavoro: $[F]\,[L]\,[Q]^{-1}\,[Q] = [F]\,[L]$.
La risposta **A** si può escludere quindi la risposta corretta è la **D**.

---

59 Il moto della particella da rettilineo uniforme (velocità costante $v_0 = 5{,}0$ m/s) diventa uniformemente accelerato (accelerazione costante $a = 3{,}0$ m/s^2).
La velocità raggiunta, dopo aver accelerato nella stessa direzione e verso del moto per 4,0 secondi, è pari a:

$$v_f = v_0 + a \cdot t = 5{,}0 \text{ m/s} + 3{,}0 \text{ m/s}^2 \cdot 4{,}0 \text{ s} = 17{,}0 \text{ m/s}$$

quindi la risposta corretta è la **D**.

---

60 Una forza applicata lungo una linea retta a un corpo, per spostarlo di 13 m, produce un lavoro pari a:

$$L = \mathbf{F} \cdot \mathbf{s} = 7{,}00 \text{ N} \cdot 13 \text{ m} \cdot \cos 0° = 91 \text{ J}$$

La potenza media di una forza è uguale al rapporto tra il lavoro prodotto dalla forza e il tempo impiegato per produrre il lavoro, per cui la forza di 7,00 N in un intervallo di 5 s sviluppa una potenza pari a:

$$P = \frac{L}{\Delta t} = \frac{91 \text{ J}}{5 \text{ s}} = 18{,}2 \text{ W}$$

quindi la risposta corretta è la **C**.
Per velocizzare il calcolo si può approssimare il lavoro a 100 J e cercare la risposta che si avvicina di più al valore approssimato ottenuto 20 W.

Test ufficiale Medicina e Odontoiatria

Settembre 2013

Cultura generale e Ragionamento logico

1 **«Studi hanno dimostrato che negli adolescenti l'orologio biologico funziona diversamente da quello degli adulti, ovvero i ragazzi tendono a voler andare a dormire più tardi e a svegliarsi più tardi. Di conseguenza, ciò diventa un problema per loro durante l'anno scolastico, in quanto hanno bisogno di alzarsi presto dato che l'orario scolastico è stabilito per agevolare la vita degli adulti. La funzione della scuola è di permettere agli studenti di migliorare il loro livello culturale. Per ottenere ciò, bisognerebbe spostare in avanti l'orario scolastico. Agli insegnanti non farebbe piacere questo cambiamento, ma la scuola esiste principalmente per il vantaggio degli studenti, non degli insegnanti».**

Quale delle seguenti affermazioni esprime il messaggio principale del brano precedente?

A La scuola esiste principalmente per il vantaggio degli studenti, non degli insegnanti

B L'orario scolastico è stabilito per agevolare la vita degli adulti

C Agli insegnanti non farebbe piacere un cambiamento degli orari scolastici

D Bisognerebbe spostare in avanti l'orario scolastico

E La funzione della scuola è quella di permettere agli studenti di migliorare il loro livello culturale

2 **I coniugi Bianchi hanno un figlio e una figlia e sono bisnonni. Ciascuno dei loro discendenti maschi ha due figli maschi e nessuna figlia femmina. Ciascuna delle loro discendenti femmine ha un figlio maschio e una figlia femmina (tutti i loro discendenti sono attualmente vivi).**

Quanti pronipoti maschi hanno i coniugi Bianchi?

A 7

B 8

C 10

D 11

E 14

3 **«Di solito Laura pota le rose nel mese di novembre, ma lo scorso anno ha dimenticato di farlo. Ha aspettato, invece, che terminasse il gelo invernale per poi potarle nel mese di marzo. Quest'estate Laura ha avuto la più abbondante fioritura di rose che si fosse mai vista nel suo giardino. Quindi, il gelo fa bene alle rose».**

Quale delle seguenti risposte costituisce il passaggio logico errato nel brano precedente?

- A Si presuppone che non ci siano gelate nel mese di marzo
- B Si presuppone che le rose debbano essere potate
- C Si presuppone che il gelo abbia causato l'abbondante fioritura di rose
- D Si presuppone sulla base di un solo caso che una tarda potatura faccia bene a tutte le piante in generale
- E Si presuppone che il mese di novembre e il mese di marzo siano gli unici mesi in cui si può effettuare la potatura

4 **Per raggiungere casa sua in macchina dall'ufficio, Diana si dirige a ovest per 3 km su Corso Italia, poi per 2 km in direzione nord su Via Vecchia, infine per 1 km in direzione est su Via Marulli, dove si trova la sua abitazione. Dal suo appartamento all'ottavo piano Diana riesce a vedere il suo ufficio. In che direzione si trova l'ufficio di Diana rispetto al suo appartamento?**

- A Sud
- B Nord
- C Nord-ovest
- D Sud-ovest
- E Sud-est

5 **«Un pendolare per andare al lavoro prende il treno in direzione nord. All'andata, la mattina, si siede rivolto nella stessa direzione di marcia del treno con il finestrino direttamente alla sua sinistra. Al ritorno, la sera, si siede rivolto nella direzione di marcia contraria a quella del treno con il finestrino direttamente alla sua destra».**

Quale delle seguenti affermazioni è corretta?

- A Al ritorno, la sera, il pendolare si siede rivolto a sud
- B Al ritorno, la sera, il pendolare si siede accanto a un finestrino rivolto a est
- C I finestrini accanto ai quali il pendolare si siede sono sempre rivolti verso lo stesso punto cardinale sia nel viaggio di andata che in quello di ritorno
- D Nel viaggio di andata e in quello di ritorno, il pendolare è rivolto verso punti cardinali diversi
- E All'andata, la mattina, il pendolare si siede accanto a un finestrino rivolto a est

6 **Recenti studi hanno riportato che nel 2006 il numero di donne sottoposte all'esame per la diagnosi del tumore al seno risultate positive è aumentato del 13% rispetto al 2005. Nello stesso lasso di tempo, il numero di esami effettuati è aumentato del 10%. Se le donne sottoposte a tale esame fossero rappresentative dell'intera popolazione, quale tra le seguenti affermazioni sarebbe vera?**

A La percentuale di donne risultate positive all'esame per la diagnosi del tumore al seno nel 2006 è aumentata poco meno del 3% rispetto al 2005

B Se una percentuale maggiore di popolazione venisse sottoposta a tale esame, il tasso di positività aumenterebbe sicuramente

C L'aumento dell'incidenza del tumore al seno non può essere calcolato se non si conosce il numero effettivo di esami eseguiti

D Il 13% delle donne sottoposte all'esame per la diagnosi del tumore al seno nel 2006 è risultato positivo

E La percentuale dell'intera popolazione femminile risultata positiva all'esame per la diagnosi del tumore al seno nel 2006 è aumentata del 13% rispetto al 2005

7 **«È stato dimostrato che molte specie di uccelli compiono intricati percorsi per confondere gli altri uccelli circa il luogo in cui nascondono il cibo. Per esempio, se si rendono conto che un altro uccello li ha osservati mentre nascondevano il cibo in un determinato luogo, ritornano e vanno a nasconderlo altrove; mentre, se non sono stati osservati, non se ne preoccupano. Ciò dimostra che gli uccelli sono dotati di un certo livello di empatia immaginativa, sono consapevoli dei processi cognitivi degli altri uccelli e sono capaci di prevedere il comportamento dei loro simili».**

Se considerata vera, quale delle seguenti affermazioni rende più forte l'argomentazione precedente?

A Alcuni uccelli hanno la capacità di imparare a usare utensili per procurarsi cibo osservando altri uccelli

B Il comportamento di alcuni uccelli può essere influenzato dal canto di altri uccelli

C Gli uccelli mostrano un tale comportamento scaltro fin dalle prime settimane di vita

D Gli uccelli migratori che coprono lunghe distanze si riuniscono per un breve periodo prima di intraprendere il loro viaggio

E Gli uccelli che hanno rubato cibo ad altri uccelli hanno la tendenza a stare più attenti nel nascondere il proprio cibo

8 «Negli Stati Uniti d'America i test di logica non sarebbero necessari se gli esami nelle materie di base consistessero in temi scritti piuttosto che in domande a risposte brevi oppure a scelta multipla. Domande di questo tipo non danno la possibilità agli studenti né di pensare in maniera logica in modo indipendente né di presentare coerentemente le loro argomentazioni in forma scritta. Quindi, negli Stati Uniti i temi scritti dovrebbero essere più ampiamente utilizzati come mezzo di valutazione degli studenti».

Quale delle seguenti affermazioni mette in luce il passaggio logico errato nel brano precedente?

A Domande a risposte brevi oppure a scelta multipla possono essere valutate in maniera più obiettiva rispetto ai temi scritti

B Molti studenti, specialmente nelle materie scientifiche, non sono abituati a produrre temi scritti

C Scrivere temi non offre necessariamente l'opportunità di mettere alla prova le abilità logiche degli studenti

D Molti studenti usualmente non studiano materie di base

E I test di logica mettono alla prova in modo efficiente le potenzialità di ciascuno studente ad affrontare ragionamenti complessi

9 Nel tentativo di guadagnare qualcosa in più per andare in vacanza, Marco, Rita, Irene e Sara hanno svolto vari lavoretti per i loro vicini. Prima di iniziare hanno pattuito che tutti i soldi guadagnati sarebbero stati condivisi equamente tra di loro.

- **Marco ha guadagnato € 10.**
- **Rita ha guadagnato € 15.**
- **Irene ha guadagnato € 12.**

Sara ha sorpreso tutti gli altri guadagnando € 35 e quindi deve dei soldi agli altri amici. Quanto deve ricevere Rita da Sara?

A € 3

B € 6

C € 8

D € 9

E € 10

10 **Una galleria d'arte ospita la mostra di Jamie Singer. All'ingresso un filmato di 11 minuti viene proiettato continuamente durante tutta la giornata, con un intervallo di 3 minuti tra una proiezione e l'altra. Le proiezioni iniziano alle ore 9:15 e terminano alle ore 18:00. La mattina, quando il filmato inizia ad essere proiettato, parte sempre dall'inizio. Quante volte il filmato viene proiettato per intero nel corso di una giornata?**

- A 35
- B 36
- C 37
- D 38
- E 39

---

11 **Ieri pomeriggio i coniugi Rossi sono usciti di casa qualche minuto prima delle ore 14:30. Al loro rientro, poco dopo le ore 22:00, hanno scoperto che qualcuno si era introdotto nella loro abitazione in loro assenza e che erano stati derubati. Nessuno sembra aver visto niente di sospetto, ma una vicina ha affermato di aver sentito il rumore di un vetro rotto alle 19:53. Quando la polizia le ha chiesto come poteva essere così certa dell'ora, la vicina ha spiegato che il suo orologio digitale mostrava quattro diversi numeri dispari, e che le ore e i minuti erano entrambi numeri primi. La polizia non è convinta che la vicina sia una testimone attendibile. Durante l'assenza dei coniugi Rossi, quanti ALTRI possibili orari coincidono con la spiegazione della vicina?**

- A 2
- B 3
- C 4
- D 5
- E 6

---

12 **«Nelle società occidentali, le persone sono in media più istruite, più sane e più ricche di quanto lo fossero cinquanta anni fa, ma i sondaggi dimostrano che tutto ciò non le rende più felici. Questo conferma il vecchio detto che i soldi non fanno la felicità. Ne consegue che è meglio non vincere alla lotteria, perché più si è ricchi e meno si è felici».**

Quale delle seguenti risposte costituisce il passaggio logico errato nel brano precedente?

- A Si presuppone che la cattiva salute provochi l'infelicità
- B Si presuppone che l'essere ben istruiti renda felici
- C Si presuppone che i soldi possano compensare per l'infelicità
- D Si presuppone che vincendo alla lotteria si diventi felici
- E Si presuppone che un aumento di ricchezza provochi l'infelicità

13 «Coltivare piante non autoctone per abbellire i propri giardini è diventata una pratica piuttosto comune. Molte di queste specie sono costose, richiedono trattamenti speciali e sono spesso soggette a parassiti e malattie. Esistono molte piante selvatiche autoctone che sono perfettamente adatte alla crescita in vaso o nei giardini delle case, non richiedono trattamenti speciali e sono spesso altrettanto belle rispetto alle piante provenienti dall'estero. Si dovrebbe dunque cercare di coltivare un numero maggiore di piante autoctone selvatiche nei propri giardini».

Se considerata vera, quale delle seguenti affermazioni rende più forte l'argomentazione precedente?

A I giardinieri traggono particolare piacere nel coltivare con successo piante non autoctone

B Le piante selvatiche autoctone hanno una fioritura più breve rispetto alle piante esotiche

C Parecchi centri di giardinaggio hanno notato un aumento nelle vendite di piante selvatiche autoctone

D Le piante selvatiche autoctone non sono soggette a malattie

E Alcune piante selvatiche autoctone sono molto costose e difficili da coltivare

14 Il fan club di un famoso gruppo musicale mette in vendita varie tipologie di confezioni di poster tramite il proprio sito. I clienti possono scegliere i poster che desiderano ricevere. Sono a disposizione sia poster grandi dell'intero gruppo che poster di formato ridotto di ciascun membro del gruppo. Il costo di ciascuna confezione comprende un prezzo fisso diverso per ogni tipo di poster. Le spese di spedizione sono le stesse per ogni tipologia di confezione e sono incluse nei prezzi qui sotto riportati. Le tipologie di confezioni disponibili sono le seguenti:

- **Confezione mini: 3 poster del gruppo completo e 4 poster di un singolo membro del gruppo $ 14**
- **Confezione media: 4 poster del gruppo completo e 3 poster di un singolo membro del gruppo $ 16**
- **Confezione maxi: 5 poster del gruppo completo e 3 poster di un singolo membro del gruppo $ 19**

Calcolare il costo delle spese di spedizione.

A $ 1

B $ 2

C $ 3

D $ 4

E $ 5

15 **Robert, un ragazzo inglese in vacanza, viaggiando in automobile dall'Inghilterra alla Francia si è confuso riguardo alla conversione delle miglia in chilometri, pensando che l'equivalenza fosse 5 chilometri = 8 miglia, invece di 5 miglia = 8 chilometri. A metà della sua vacanza si è spostato da un hotel a un altro. Aveva previsto che per percorrere 200 chilometri avrebbe impiegato oltre 5 ore, viaggiando a una velocità media di 60 miglia all'ora. In effetti ha viaggiato a una velocità media di 60 miglia all'ora, ma si è stupito di quanto velocemente avesse raggiunto la sua destinazione. Quanto tempo prima del previsto Robert è arrivato a destinazione?**

A 1 ora e 40 minuti

B 2 ore e 0 minuti

C 2 ore e 5 minuti

D 2 ore e 55 minuti

E 3 ore e 15 minuti

16 **Un ispettore di polizia sta conducendo un'indagine su un caso di omicidio. Sulla scena del delitto è stato ritrovato un biglietto di ingresso a un museo. Ciascuno dei 5 sospettati ha ammesso di aver visitato il museo nell'ultimo mese.**

- **Il sospettato A sostiene di aver visitato il museo il 17 febbraio.**
- **Il sospettato B sostiene di aver visitato il museo il 6 febbraio.**
- **Il sospettato C sostiene di aver visitato il museo il 9 febbraio.**
- **Il sospettato D sostiene di aver visitato il museo il 30 gennaio.**
- **Il sospettato E sostiene di aver visitato il museo il 3 febbraio.**

L'ispettore ricorda chiaramente di aver visitato lui stesso il museo il mese scorso, il 16 gennaio, e sa per certo che da dicembre a marzo il museo è aperto soltanto il martedì e il venerdì. Pertanto, sa anche che SOLO uno dei sospettati non sta dicendo la verità. Chi è il sospettato che non sta dicendo la verità?

A Sospettato A

B Sospettato B

C Sospettato C

D Sospettato D

E Sospettato E

17 «Se ci si vuole recare al Festival della musica di Saldano si deve effettuare l'iscrizione on line almeno 48 ore prima che la biglietteria virtuale venga aperta. Marta vuole certamente acquistare biglietti per il Festival, quindi si è iscritta on line».

Quale delle seguenti affermazioni segue la stessa struttura logica del ragionamento appena illustrato?

- A Se si vogliono ottenere buoni voti agli esami non si deve andare a letto tardi la notte prima dell'esame. Alessandra è andata a letto tardi la notte prima dell'esame, quindi non otterrà buoni risultati
- B Franco è dimagrito molto. Potrebbe aver seguito una dieta oppure potrebbe aver fatto molto esercizio fisico. È impossibile che Franco abbia fatto molto esercizio fisico, quindi deve aver seguito una dieta
- C Per andare negli Stati Uniti bisogna ottenere il visto. Giacomo deve andare negli Stati Uniti, quindi ha fatto domanda per ottenere il visto
- D Sonia sta imparando a guidare. La maggior parte delle persone passano l'esame di guida dopo aver fatto 30 lezioni di guida. Sonia ha prenotato 30 lezioni, quindi dovrebbe passare l'esame di guida dopo aver terminato le lezioni
- E Se Maria smette di recarsi al lavoro a piedi, deve per forza prendere o l'autobus o la macchina. Maria ha smesso di recarsi al lavoro a piedi, quindi deve per forza prendere o l'autobus o la macchina

18 Per raggiungere il suo ufficio, Davide può percorrere due strade diverse. La prima è una strada di 6 km lungo la quale si incontrano tre semafori, che costringono Davide a fermarsi al rosso a ciascun semaforo per tre minuti in media. La seconda è una strada di 8 km, lungo la quale si incontra solo un semaforo che costringe Davide a fermarsi per due minuti in media. Quando Davide non è fermo a un semaforo, guida a una velocità media di 24 km / h. Quanto tempo risparmia in media Davide percorrendo la strada più veloce?

- A 1 minuto
- B 2 minuti
- C 4 minuti
- D 5 minuti
- E 7 minuti

19 **Ogni giorno Luisa usa una confezione da 150 gr di prosciutto cotto per preparare dei panini ai suoi figli. Oggi è il 25 aprile e in frigo Luisa ha prosciutto cotto a sufficienza solo per l'indomani e per il giorno successivo. Quindi, si reca al supermercato per comprarne dell'altro e vede la seguente offerta speciale:**

PROSCIUTTO COTTO

SCONTO 25% su tutte le confezioni da 150 gr

Offerta valida fino al 25 aprile

Sugli scaffali del supermercato ci sono 5 confezioni di prosciutto cotto con data di scadenza 5 maggio e 11 confezioni con data di scadenza 9 maggio. Luisa non consuma mai prodotti che sono andati oltre la data di scadenza, ma vuole approfittare di questa offerta nel miglior modo possibile. Quante confezioni di prosciutto cotto dovrebbe quindi acquistare Luisa oggi?

A 10

B 11

C 12

D 13

E 14

20 **Giovanni ha acquistato una nuova automobile con la quale ha percorso 15.000 km il primo anno. Al momento dell'acquisto, l'automobile era dotata di quattro gomme più una di scorta. Ogni 3000 km Giovanni ha effettuato la rotazione di tutte le gomme, inclusa quella di scorta, di modo che tutte le gomme si consumassero in maniera uniforme. Tuttavia, dopo aver percorso 5000 km, una delle gomme risultava difettosa ed è stato necessario sostituirla; la sostituzione è stata effettuata mettendo una gomma nuova nella stessa ruota. In seguito, Giovanni ha continuato la rotazione di tutte le gomme come di norma dopo la rotazione effettuata a 6000 km. Alla fine dell'anno, quanti chilometri ha percorso ciascuna delle quattro gomme originariamente in dotazione?**

A 3000 km

B 2500 km

C 10.000 km

D 12.000 km

E 15.000 km

21 **Quale tra le seguenti coppie NON abbina correttamente la città e il museo?**

A Roma: Museo di Palazzo Massimo

B Madrid: Museo del Prado

C Berlino: Pergamon Museum

D Stoccolma: Vasa Museum

E Parigi: Hermitage Museum

22 A quale dottrina filosofica appartiene il concetto secondo cui la conoscenza deriva dalle esperienze sensoriali?

A Empirismo
B Stoicismo
C Utilitarismo
D Cinismo
E Eclettismo

23 Qual è l'autore dell'opera del XVII secolo *Don Quijote de la Mancha*?

A Federico Garcia Lorca
B Miguel de Cervantes
C Luis de Gongora
D Francisco de Quevedo
E Jorge Luis Borges

24 A capo di quale organizzazione nel 2011 Christine Lagarde ha sostituito Dominique Strauss-Khan?

A Fondo Monetario Internazionale
B FAO
C Medici Senza Frontiere
D Banca Centrale Europea
E UNICEF

25 Quale dei seguenti termini NON indica il periodo di un'era geologica?

A Giurassico
B Triassico
C Carbonifero
D Biassico
E Cretaceo

26 Individuare il termine la cui etimologia NON segue la stessa "logica" degli altri.

A Univoco
B Onirico
C Dualistico
D Tricuspide
E Trittico

27 **Quale tra le coppie di termini proposti completa logicamente la seguente proporzione verbale:**

x : potere = cima : y

A x = apogeo; y = montagna

B x = apotema; y = ellisse

C x = apoteosi; y = tragitto

D x = apologia; y = meridiana

E x = apice; y = vortice

28 **Quale tra le coppie di termini proposti completa logicamente la seguente proporzione verbale:**

x : linguistica = termodinamica: y

A x = sinologia; y = biologia

B x = psicometria; y = meccanica

C x = storiografia; y = chimica

D x = morfologia; y = fisica

E x = etnografia; y = elettrodinamica

29 **Quali parole vanno sostituite ai numeri per dare un senso compiuto e logico alla frase seguente?** ***Il resoconto era senza dubbio ____(1)____ e quel ragazzo non aveva ____(2)____ nulla.***

A (1) fallace (2) onerato

B (1) verosimile (2) annientato

C (1) mendace (2) remunerato

D (1) plausibile (2) adulato

E (1) attendibile (2) millantato

30 **Quali parole vanno sostituite ai numeri per dare un senso compiuto e logico alla frase seguente?** ***A causa dei miei errori sono stato ___(1)___ alla gogna ____(2)___.***

A (1) infangato (2) barbarica

B (1) fagocitato (2) informatica

C (1) esposto (2) mediatica

D (1) intrappolato (2) satanica

E (1) avviato (2) meccanica

Biologia

31 Quale delle seguenti sostanze è composta solo di carbonio, idrogeno e ossigeno?

A ATP
B NADH
C DNA
D Piruvato
E Metionina

32 In un frammento di DNA, vengono calcolate le percentuali di ognuna delle quattro basi azotate presenti. In quale/i dei seguenti casi la somma dei valori ottenuti rappresenta sempre il 50% del totale delle basi?

1. % adenina + % timina
2. % citosina + % guanina
3. % guanina + % timina

A Solo 1
B Solo 2
C Solo 3
D Solo 1 e 2
E Tutti

33 Quale/i delle seguenti affermazioni è/sono corretta/e riguardo ai nodi di Ranvier?

1. Permettono la conduzione saltatoria
2. Corrispondono a interruzioni della guaina mielinica
3. Sono sede del passaggio degli ioni Na^+ attraverso la membrana cellulare durante la depolarizzazione

A Solo 1
B Solo 1 e 2
C Solo 2 e 3
D Tutte
E Nessuna

34 Quale delle seguenti osservazioni può essere utilizzata per distinguere procarioti da eucarioti?

A Presenza di pori nucleari

B Presenza di una parete cellulare

C Presenza di ribosomi

D Presenza di trascrittasi inversa

E Presenza di una membrana cellulare

35 Nella fase oscura del processo fotosintetico quale/i tra le seguenti sostanze si utilizza/utilizzano?

1. O_2
2. ATP
3. NADPH

A Solo 1 e 3

B Solo 1 e 2

C Solo 2

D Solo 2 e 3

E Tutte

36 La resistenza agli antibiotici si potrebbe manifestare come conseguenza della terapia specifica di quale tra le seguenti patologie?

A Carcinoma

B Malaria

C Diabete

D Influenza

E Tetano

37 Quale delle seguenti affermazioni NON è corretta riguardo agli enzimi?

A Possono essere riutilizzati

B Aumentano l'energia di attivazione di una reazione

C La loro forma può essere modificata dal substrato

D La loro struttura primaria è una sequenza di aminoacidi

E L'alta temperatura può denaturarli

38 Quale delle seguenti affermazioni NON è corretta riguardo al glicogeno?

A È composto da amilosio e amilopectina

B È una molecola ramificata

C È presente nelle cellule del fegato

D Può essere idrolizzato

E Contiene legami glicosidici

39 Quale/i delle seguenti affermazioni relative alla risposta del sistema immunitario agli agenti patogeni è/sono corretta/e?

1. L'organismo produce gli antigeni più velocemente durante la risposta immunitaria secondaria

2. L'organismo produce gli antigeni in maggiore quantità durante la risposta immunitaria secondaria

3. Le cellule della memoria si formano durante la risposta immunitaria primaria

A Solo 2 B Solo 1 C Solo 3 D Solo 1 e 2 E Tutte

40 In un incrocio tra due individui, entrambi eterozigoti per due geni (diibridi), qual è la probabilità che la loro progenie abbia un fenotipo dominante per un solo carattere?

A 1/2 B 1/8 C 3/4 D 3/8 E 3/16

41 Si consideri un singolo locus genico in eterozigosi di una cellula diploide. Quale delle seguenti affermazioni NON è corretta?

A La cellula, in interfase, contiene due copie del gene

B Il gene, in una fase della meiosi, è presente otto volte

C Il gene, in una fase della mitosi, è presente quattro volte

D Si possono manifestare entrambi gli alleli

E Si può manifestare solo uno degli alleli

42 Qual è la sequenza corretta delle quattro fasi della mitosi?

A Metafase → profase → anafase → telofase

B Metafase → profase → telofase → anafase

C Telofase → anafase → profase → metafase

D Profase → anafase → metafase → telofase

E Profase → metafase → anafase → telofase

43 Il figlio di due genitori con gruppo sanguigno rispettivamente A e B, quale gruppo sanguigno può avere tra i seguenti?

1. A

2. B

3. 0

A 1 o 2 B 1 o 3 C 2 o 3 D 1 o 2 o 3 E Solo 3

44 La porzione del cromosoma metafasico che tiene uniti i cromatidi fratelli è:

A il centromero

B il sarcomero

C il chiasma

D il centriolo

E il telomero

Chimica

45 **Nella tavola periodica l'elemento R appartiene al gruppo 17, l'elemento X al gruppo 1 e l'elemento T al gruppo 16. Se questi elementi reagiscono tra loro formando dei composti binari, quale combinazione descrive il carattere più probabile di ciascun legame?**

A R + X = ionico; R + T = covalente; X + T = covalente

B R + X = covalente; R + T = ionico; X + T = ionico

C R + X = ionico; R + T = covalente; X + T = ionico

D R + X = covalente; R + T = ionico; X + T = covalente

E R + X = ionico; R + T = ionico; X + T = covalente

46 **Qual è la concentrazione, espressa in moli dm^{-3}, di una soluzione ottenuta sciogliendo 2,0 g di idrossido di sodio in 25,0 cm^3 d'acqua? [masse atomiche relative: Na = 23; O = 16; H = 1]**

A 0,25 mol dm^{-3}

B 0,50 mol dm^{-3}

C 1,00 mol dm^{-3}

D 2,00 mol dm^{-3}

E 2,50 mol dm^{-3}

47 **La seguente equazione mostra la reazione tra un composto organico e l'ossigeno.**

$$a\ C_2H_5SH + b\ O_2 \rightarrow c\ CO_2 + 2SO_2 + d\ H_2O$$

Per quale valore di *b* l'equazione è bilanciata?

A 7

B 9

C 10

D 11

E 12

48 Considerando il numero di ossidazione dei reagenti coinvolti, quali delle seguenti reazioni sono ossidoriduzioni?

1. $Cl_2 + 2KBr \rightarrow 2KCl + Br_2$

2. $2Na + H_2 \rightarrow 2NaH$

3. $2CrO_4^{2-} + 2H^+ \rightarrow Cr_2O_7^{2-} + H_2O$

4. $MnO_2 + 4HCl \rightarrow MnCl_2 + Cl_2 + 2H_2O$

- A 1, 2 e 3
- B 1, 2 e 4
- C 1, 3 e 4
- D 1, 2, 3 e 4
- E 2, 3 e 4

49 Quale delle seguenti affermazioni relative allo ione Ca^{2+} è corretta?

- A Il numero di protoni, neutroni ed elettroni è lo stesso
- B Ha la configurazione elettronica del neon
- C Lo ione Ca^{2+} ha un raggio maggiore dell'atomo di Ca
- D Ha un solo elettrone nella sua orbita esterna
- E Ha 8 elettroni nell'ultimo livello energetico

50 Quanti isomeri strutturali della molecola C_4H_9Br esistono?

- A 2
- B 3
- C 4
- D 5
- E 6

51 Quale delle seguenti soluzioni acquose è la più acida?

- A 1M H_2SO_4
- B 2M HCOOH
- C 2M HNO_3
- D 3M HCl
- E 3M CH_3COOH

52 Un estere può essere direttamente prodotto dalla reazione dell'acido propanoico con l'1-butanolo. Qual è la formula dell'estere?

- A $C_2H_5COOC_4H_9$
- B $CH_3COOC_4H_9$
- C $C_4H_9COOC_3H_7$
- D $C_3H_7COOC_4H_9$
- E $C_2H_5COOC_2H_5$

Matematica e Fisica

53 **I cateti di un triangolo rettangolo misurano rispettivamente $\sqrt{6}-\sqrt{2}$ e $\sqrt{6}+\sqrt{2}$.**

Quanto misura l'ipotenusa?

A $2\sqrt{2}$

B $2\sqrt{6}$

C $\sqrt{16+2\sqrt{12}}$

D 4

E 16

54 **Semplificare la seguente espressione:**

$$\frac{x}{x+2}-\frac{x-2}{x}$$

A $\frac{4}{x+2}$ B $\frac{4}{x(x+2)}$ C $-\frac{4}{x(x+2)}$ D $\frac{x-2}{x+2}$ E $\frac{2x^2-4}{x(x+2)}$

55 **Data la funzione $f(x) = 3x-6$, quale delle seguenti risposte rappresenta la sua funzione inversa?**

A $f^{-1}(x) = 2-\frac{x}{3}$

B $f^{-1}(x) = \frac{x}{3}-2$

C $f^{-1}(x) = \frac{x}{3}+2$

D $f^{-1}(x) = \frac{x}{3}-6$

E $f^{-1}(x) = \frac{x}{3}+6$

56 Alan lancia contemporaneamente due dadi non truccati con le facce numerate da 1 a 6. Qual è la probabilità che esca lo stesso numero su entrambi i dadi?

A 1 / 2 B 1 / 3 C 1 / 6 D 1 / 18 E 1 / 36

57 Una pallina viene lanciata verticalmente in alto a una velocità di 19,6 m / s. Quale distanza ha percorso in 2 secondi?

[Ignorare gli effetti dell'aria e considerare che $g = 9,8\ m/s^2$]

A 0 m B 9,8 m C 14,7 m D 19,6 m E 39,2 m

58 Un satellite impiega 100 giorni per descrivere un'orbita circolare attorno a un pianeta. Quale/i delle seguenti affermazioni relative al suo moto è corretta?

1. Mantiene una velocità scalare costante

2. Accelera in direzione del pianeta

3. Nell'arco temporale di 100 giorni la sua velocità vettoriale media è pari a zero

A 2

B 1 e 2

C 1 e 3

D 2 e 3

E Tutte

59 Un cavo percorso da corrente in un campo magnetico può subire una forza dovuta al campo.

Perché tale forza non sia nulla quale condizione ulteriore deve essere soddisfatta?

A L'angolo tra il cavo e il campo magnetico non deve essere zero

B L'angolo tra il cavo e il campo magnetico deve essere di 90 gradi

C Il campo magnetico non deve cambiare

D Il cavo deve essere dritto

E La corrente deve alternarsi

60 Un blocco di ghiaccio della massa di 0,5 kg alla temperatura di 0 °C viene trasformato a pressione atmosferica in acqua alla temperatura finale di +10 °C. Il blocco richiede un dispendio energetico di 188 kJ per apportare tale trasformazione. Calcolare il calore latente specifico di fusione del ghiaccio.

[capacità termica specifica espressa in kJ/(kg·K): ghiaccio 2,12; acqua 4,18]

A 167

B 334

C 355

D 372

E 376

Soluzioni e commenti

1 Il quesito chiede di individuare il messaggio principale del brano, vale a dire la tesi che l'autore sostiene e che spesso corrisponde alla conclusione dell'argomentazione riportata. Può accadere che tale conclusione sia chiaramente esplicitata nel testo o che il candidato la debba dedurre sulla base delle premesse presenti. In questo caso, le premesse del ragionamento sono le seguenti:

- negli adolescenti l'orologio biologico funziona in maniera differente rispetto agli adulti: i ragazzi vanno a dormire più tardi e si svegliano più tardi;
- la scuola è essenziale per i ragazzi per migliorare il loro livello culturale;
- le lezioni scolastiche iniziano al mattino presto.

La conclusione (esplicitata nel testo) e quindi messaggio principale del brano è che, per consentire agli studenti di frequentare con profitto le lezioni, *bisognerebbe spostare in avanti l'orario scolastico* (risposta **D**).

2 In base alle regole definite dal testo dell'esercizio, l'albero genealogico della famiglia Bianchi risulta il seguente:

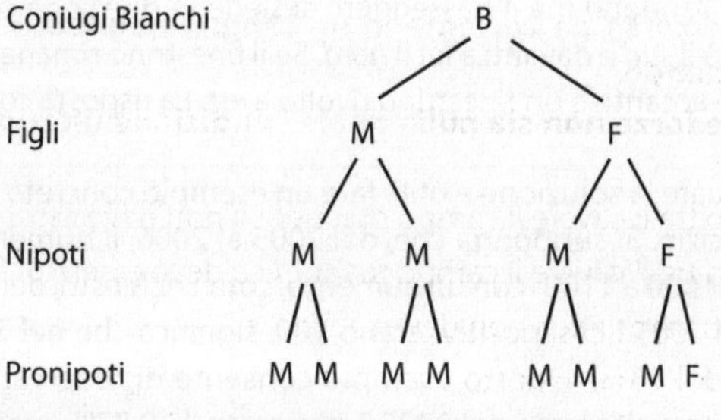

Pertanto il numero di pronipoti maschi dei coniugi Bianchi è pari a 7: risposta **A**.

3 Il brano chiede di individuare quale sia il passaggio logico errato, ovvero quel passaggio che collega le premesse date portando a una conclusione che non è logicamente corretta. Il ragionamento si basa sulle seguenti premesse:

- Laura solitamente pota le rose a novembre;
- quest'anno le ha potate a marzo;
- in estate Laura ha avuta una fioritura di rose mai vista.

Se Laura, dopo aver visto il suo giardino straboccante di rose, conclude che il gelo fa bene alle rose, deve aver pensato che il gelo sia la causa dell'abbondante fioritura. Ma questa inferenza è sbagliata poiché non è possibile affermare con certezza che il gelo sia la causa e la fioritura l'effetto: risposta **C**.

4 Il percorso compiuto da Diana per recarsi dall'ufficio all'abitazione è rappresentato nella figura seguente:

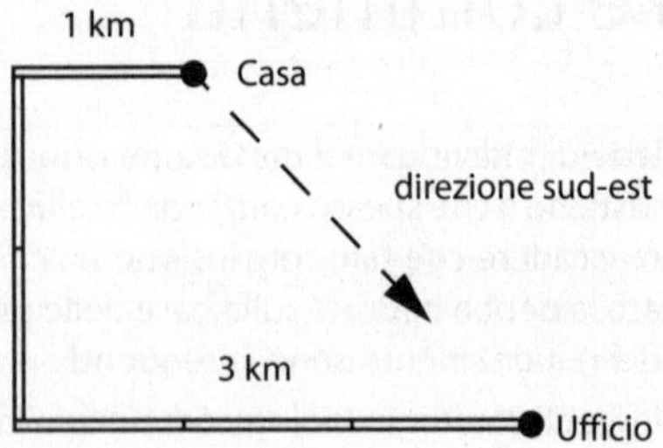

Appare dunque evidente che da casa l'ufficio di Diana si trova in direzione sud-est (verso il basso e verso destra).

La risposta corretta è pertanto la E.

5 All'andata il passeggero viaggia sul treno in direzione *nord*, e si siede in modo che il finestrino sia alla sua sinistra; ciò significa che dal finestrino osserva il paesaggio in direzione *ovest*. Al ritorno il treno viaggia verso *sud* (necessariamente in direzione opposta a quella dell'andata) ma il passeggero si siede in direzione contraria; quindi alle sue spalle ci sarà il *sud* e davanti a lui il *nord*. Se il finestrino rimane alla sua destra il pendolare si siede accanto a un finestrino rivolto a *est*. La risposta corretta è quindi la B.

6 Per individuare la soluzione è utile fare un esempio concreto della situazione descritta dall'esercizio. Si supponga che, dal 2005 al 2006, il numero di esami effettuati sia passato da 1000 a 1100 (con un aumento, come richiesto, del 10%). Se poniamo, inoltre, che nel 2005 i casi positivi erano 100, significa che nel 2006 sono diventati 113 (aumento del 13%). Questo esempio consente di osservare che la percentuale di donne positive all'esame nel 2006 è diventata il 10,27%, mentre nel 2005 era il 10%. L'aumento percentuale è dunque pari a poco meno del 3% (0,27 è il 2,7% di 10) quindi la risposta corretta è la A.

7 Per individuare l'affermazione che rafforza l'argomentazione data occorre individuare le premesse e la conclusione del brano:

- premessa 1: gli uccelli effettuano intricati percorsi per nascondere il cibo agli altri uccelli;
- premessa 2: se si accorgono di essere osservati cambiano nascondiglio;
- conclusione: gli uccelli sono consapevoli dei processi cognitivi dei loro simili e sono capaci di prevederne il comportamento.

Risulta evidente che le alternative B, C e D sono irrilevanti rispetto alla conclusione. Tra le alternative rimaste la risposta corretta è la E: affermare che gli uccelli che hanno rubato cibo ad altri volatili sono più attenti a nascondere il proprio cibo fornisce un ulteriore dato a sostegno del fatto che essi sono in grado di prevedere il comportamento dei propri simili sulla base del proprio. L'alternativa A, invece, non è efficace, in quanto descrive un comportamento imitativo e non immaginativo.

---

8 Nel brano si afferma che le domande a risposte brevi o a scelta multipla utilizzate per gli esami nelle materie di base non consentono agli studenti di esprimere determinate capacità logiche e argomentative. Si sostiene inoltre che non servirebbero i test di logica se gli esami nelle materie di base consistessero in temi scritti, più adeguati (secondo il testo) a lasciare esprimere queste capacità. In realtà nulla consente di concludere che, necessariamente, scrivere temi offre l'opportunità di mettere alla prova le abilità logiche degli studenti. Per questo, l'alternativa C mette in luce il passaggio logico errato richiesto dall'esercizio.

Per individuare la risposta esatta, può risultare conveniente anche procedere per esclusione, nel senso che le alternative A, B e D si possono scartare con una certa facilità, dal momento che riportano affermazioni aggiuntive e quasi estranee rispetto all'argomentazione in questione. L'alternativa E, infine, non rappresenta un passaggio logico errato dell'argomentazione perché esprime e ribadisce un concetto già contenuto nel brano stesso.

---

9 Il guadagno complessivo è pari a: 10 + 15 + 12 + 35 = 72 euro; poiché il gruppo è composto da 4 amici, se il ricavo complessivo viene equamente suddiviso a ciascuno spettano 72 : 4 = 18 euro.

Rita possiede già 15 euro e dunque ne deve ricevere ancora 3: risposta A.

---

10 La proiezione del filmato dura 11 minuti, a cui segue una pausa di 3 minuti prima della proiezione successiva, per un totale di 14 minuti. Tra l'orario di inizio (9:15) e quello di fine (18:00) vi sono 8 ore e 45 minuti, per un totale di 480 + 45 = 525 minuti. Il numero di proiezioni che vengono effettuate nell'arco della giornata è dunque pari a 525/14 = 37,5 ossia 37 proiezioni complete. La risposta corretta è quindi la C.

---

11 Tra i numeri 14 e 22 vi sono solo due numeri primi, 17 e 19: entrambi sono formati da cifre dispari e pertanto l'ora vista dalla testimone iniziava o con 17 o con 19. Considerando che anche i minuti devono essere espressi in numeri primi (naturalmente minori di 60), che tutte le cifre devono essere dispari e che non vi devono essere ripetizioni, le uniche possibilità sono le seguenti:

1) 17:53

2) 17:59

3) 19:37

4) 19:53

L'ora della quarta alternativa è quella indicata dalla vicina, pertanto le possibilità rimanenti, ossia gli altri orari possibili, sono 3. La risposta corretta è quindi la B.

12 Il brano afferma che se una persona è più ricca non per questo è più felice. In altre parole, il fatto di essere più ricchi non è una condizione sufficiente per essere più felici. Tale affermazione, da un punto di vista logico, non significa, né consente di concludere, che la ricchezza porta come conseguenza l'infelicità, ma semplicemente che l'essere ricco non basta per essere felici. Il presupposto che un aumento di ricchezza provochi l'infelicità è proprio il passaggio logico errato che conduce alla errata conclusione del ragionamento, come correttamente suggerito dall'alternativa E.

13 Il brano evidenzia che le piante non autoctone, sempre più diffuse, hanno però una serie di limiti. In particolare, oltre a essere costose, sono vulnerabili alle malattie. Di contro, vengono messi in luce alcuni vantaggi delle piante selvatiche autoctone, che non richiedono trattamenti speciali e sono esteticamente equivalenti a quelle non autoctone. Il brano conclude quindi che converrebbe puntare sulle piante autoctone rispetto a quelle non autoctone. L'alternativa D, soluzione del quesito, renderebbe più forte l'argomentazione, poiché ricorda un altro vantaggio delle piante autoctone oltre a quelli già elencati dal brano, cioè il fatto che siano resistenti alle malattie. A maggior ragione quindi andrebbero preferite alle piante non autoctone. La risposta corretta è quindi la D.

14 Ognuna delle tre confezioni che vengono spedite ha un costo che dipende da tre elementi: il numero di poster del gruppo completo (x), il numero di poster di un singolo membro del gruppo (y) e le spese di spedizione (z). Conviene dunque riscrivere le informazioni fornite dal testo dell'esercizio utilizzando le tre incognite sopra indicate:

- confezione mini: $3x + 4y + z = 14$
- confezione media: $4x + 3y + z = 16$
- confezione maxi: $5x + 3y + z = 19$

Si tratta dunque di un semplice sistema di 3 equazioni di primo grado con 3 incognite, da cui si ricava $x = 3$, $y = 1$ e $z = 1$. Il costo delle spese di spedizione è dunque pari a 1 dollaro e la risposta corretta è quindi la A.

15 Robert ha ragionato supponendo che 5 chilometri corrispondessero a 8 miglia ossia 1 km = 8 / 5 miglia. In tale ipotesi la distanza di 200 chilometri corrisponderebbe a 320 miglia ($200 \cdot 8/5$) e dunque il tempo stimato per percorrerla alla velocità di 60 miglia all'ora è pari a:

$$t = S / V = 320 / 60 \text{ ore} = 16 / 3 \text{ ore ossia } 15 / 3 + 1 / 3 = 5 \text{ ore e } 20 \text{ minuti}$$

Nella realtà 8 chilometri corrispondono a 5 miglia ossia 1 km = 5 / 8 di miglia; pertanto lo spazio che realmente deve essere percorso è pari a: $200 \cdot 5/8 = 125$ miglia. Viaggiando a una velocità media di 60 miglia all'ora tale spazio viene percorso in un tempo pari a:

$$t = S / V = 125 / 60 \text{ ore} = 25 / 12 \text{ ore ossia } 24 / 12 + 1 / 12 = 2 \text{ ore e } 5 \text{ minuti}$$

La differenza tra il tempo stimato e il tempo effettivo è dunque pari a 3 ore e 15 minuti (risposta E).

16 In base alle regole di apertura del museo, il giorno 16 gennaio era necessariamente un martedì oppure un venerdì. I sospettati D e B indicano due date che corrispondono allo stesso giorno della settimana del 16 gennaio (dal quale distano infatti 14 e 21 giorni) quindi dicono il vero. I sospettati E e A indicano due date che distano sempre 4 giorni da quel medesimo giorno della settimana (infatti il 3 febbraio dista 4 giorni dal 30 gennaio e il 17 febbraio dista 1 settimana e 4 giorni dal 6 febbraio). Perciò il 16/01, il 30/01, il 6/02 erano venerdì e il 3/02 e il 17/02 erano martedì. Il sospettato che mente è dunque il sospettato C che indica una data (9 febbraio) che corrisponde a un giorno della settimana incompatibile con le altre informazioni contenute nel testo dell'esercizio.

La risposta corretta è quindi la **C**.

---

17 Il ragionamento logico proposto dal testo dell'esercizio è articolato come segue: per fare l'azione X (in questo caso recarsi al Festival) è necessario effettuare l'azione Y (iscrizione on line almeno 48 ore prima). Visto che Marta è intenzionata a fare l'azione X, allora compie l'azione Y. Una struttura analoga si ritrova nell'alternativa **C**, soluzione del quesito. In questo caso l'azione X è andare negli Stati Uniti e per fare ciò è necessario ottenere il visto (azione Y). Giacomo è intenzionato a compiere l'azione X e quindi si è mosso compiendo l'azione Y.

---

18 Risulta semplice calcolare il tempo impiegato da Davide a percorrere le due strade alternative in assenza di semafori:

- nel primo caso deve percorrere 6 km alla velocità di 24 km/h dunque:

$$t = S / V = 6 / 24\ h = 1 / 4\ h = 15\ min$$

- nel secondo caso deve percorrere 8 km alla medesima velocità dunque:

$$t = S / V = 8 / 24\ h = 1 / 3\ h = 20\ min$$

Con l'aggiunta del tempo d'attesa derivante dai semafori occorre aggiungere 9 minuti al primo tempo e 2 minuti al secondo e pertanto la differenza tra i due tempi di percorrenza è pari a: 24 – 22 = 2 minuti, che corrisponde al risparmio di tempo che Davide ottiene percorrendo la strada più veloce (risposta **B**).

---

19 Luisa ha in casa prosciutto per soddisfare le esigenze fino al 27 aprile. Potrà dunque usufruire dell'offerta acquistando le 5 confezioni con scadenza 5 maggio (che consumerà nei giorni 28, 29 e 30 aprile e 1, 2 maggio) e ulteriori 7 confezioni per i giorni dal 3 al 9 maggio, data di scadenza del prodotto. Complessivamente acquisterà dunque 12 confezioni scontate di prosciutto (risposta **C**).

---

20 Per semplificare il problema, si supponga dapprima che Giovanni non abbia dovuto sostituire la ruota difettosa, ma si sia limitato a effettuare una rotazione delle gomme ogni 3000 km. Sotto questa ipotesi, ogni gomma viene utilizzata come ruota di scorta per un periodo di 3000 km e quindi, trascorsi 15.000 km, ogni ruota ha percorso 15.000 km – 3000 km ovvero 12.000 km.

Risulta ora chiaro che la sostituzione della gomma difettosa non modifica il numero di chilometri percorsi dalle restanti: se la ruota difettosa è la ruota inizialmente usata come ruota di scorta, le ruote restanti percorrono 12.000 km (effettuando ciascuna un "turno di riposo" dopo i primi 3000 km); se invece la ruota difettosa è una di quelle impiegate all'inizio da Gianni, le rimanenti, compresa la ruota di scorta iniziale, effettueranno comunque sempre un "turno di riposo" ciascuna. La risposta corretta è quindi la D.

21 Il museo abbinato alla città sbagliata è l'Hermitage, che si trova in Russia, a San Pietroburgo, e non a Parigi (alternativa da scegliere E). Il complesso museale è collocato negli edifici sette-ottocenteschi che formavano la reggia imperiale della famiglia Romanov e ospita famose collezioni pittoriche delle scuole italiana, francese, fiamminga, olandese e spagnola. Si ricorda che il Museo nazionale romano di Palazzo Massimo ospita una delle più importanti collezioni mondiali di arte classica.

22 La corrente filosofica per cui la conoscenza umana deriva dalle esperienze sensoriali è l'empirismo (risposta A), che si sviluppò in Inghilterra nella seconda metà del XVII secolo in contrapposizione al razionalismo cartesiano. Ne furono esponenti Locke, Berkeley e Hume.

23 Il romanzo capolavoro della letteratura spagnola dell'età moderna, pubblicato tra il 1605 e il 1615, fu scritto da *Miguel de Cervantes* (risposta esatta B). Insieme ai poeti e trattatisti Gongora e Quevedo, Cervantes fu tra le più illustri figure letterarie del *Siglo de oro* spagnolo, che si sviluppò durante il trionfo della cultura barocca. Per rispondere alla domanda è di aiuto ricordare che il poeta e drammaturgo Garcia Lorca fu ucciso nel corso della guerra civile spagnola mentre lo scrittore e poeta argentino Borges fu un protagonista assoluto del secondo Novecento.

24 Travolto a New York da uno scandalo sessuale, che lo ha portato in carcere e costretto alle dimissioni, il francese Strauss Kahn è stato sostituito alla guida del Fondo Monetario Internazionale dalla connazionale Christine Lagarde, classe 1956, in precedenza ministro delle Finanze della Repubblica francese (risposta esatta A). Il FMI, fondato nel secondo dopoguerra, si occupa di cooperazione monetaria e commercio internazionale, ha sede a Washington e raggruppa 188 Paesi.

25 La Terra ha circa 4,5 miliardi di anni (un terzo circa dell'età dell'universo): i geologi, ricorrendo alla datazione dei fossili, hanno suddiviso i 4,5 miliardi di anni in quattro principali *ere* geologiche:

- precambriano;
- paleozoico;
- mesozoico;
- cenozoico.

Ciascuna era è articolata a sua volta in alcuni *periodi*: nel Precambriano si hanno Adeano, Archeano, e Proterozoico; nel Paleozoico ci sono Cambriano, Ordoviciano, Siluriano, Devoniano, Carbonifero, Permiano; nel Mesozoico si trovano Triassico, Giurassico, Cretaceo; appartengono al Cenozoico Paleogene e Neogene; infine, nel Neozoico sono compresi i periodi Pleistocene e Olocene. Tra le alternative, l'unica che non riporta un'era geologica è dunque la D: *biassico* è infatti un aggettivo che significa "che ha due assi ottici".

26 *Uni*voco, *dua*listico, *tri*cuspide e *tri*ttico sono quattro termini derivati da o in composizione con aggettivi numerali: *univoco* (dal latino *um* + il tema di *voco* "chiamare") è ciò che non ammette dubbi o possibilità di fraintendimento, ciò che possiede *un solo* significato; *dualistico*, aggettivo derivato da *dualismo* e *duale*, esplicita la compresenza di *due* forze o due principi tra loro contrastanti (per esempio il dualismo di anima e corpo nella dottrina platonica). Il *trittico* (dalla parola greca che significa "triplice") è un'opera pittorica o scultorea divisa in *tre* parti (per esempio, il trittico della *Natività della Vergine* di Pietro Lorenzetti); infine ciò che termina con *tre* cuspidi si dice *tricuspide. Onirico* invece si dice di ciò che riguarda i sogni e non è composto o derivato da aggettivi numerali, bensì deriva dal greco *oneiros*, sogno.

La risposta corretta è la B.

27 Tra i due membri della proporzione deve esistere la stessa relazione; *apogeo* (letteralmente, dal greco, "che viene da terra") è in astronomia il punto più distante della Terra dal Sole; nel quesito il termine è usato in senso figurato per indicare il culmine, l'apice, la sommità del *potere*; ma anche la *cima* altro non è che la sommità, il vertice della *montagna*. L'alternativa corretta è quindi la A.

28 La *linguistica* è la disciplina scientifica che studia la lingua e il linguaggio come facoltà tipiche della specie umana; si compone di varie parti, quali la *grammatica* che comprende per esempio la *morfologia* e la *sintassi*. Anche la *fisica* è una disciplina scientifica; si occupa di studiare il reale e i fenomeni naturali quali il movimento, l'energia, il calore, lo spazio, il tempo e si compone di varie parti quali, tra le altre, la *cinematica*, l'*elettromagnetismo* o la *termodinamica*. L'alternativa corretta è quindi la D.

29 Un resoconto può essere *attendibile, verosimile, plausibile* o, al contrario, *mendace, fallace*; però, se è fedele a quanto avvenuto nella realtà, senza esagerazioni o vanterie, chi lo racconta o lo scrive non *millanta*. La sola alternativa E riporta due termini che danno un senso compiuto e logico alla frase riportata.

30 In età medievale e moderna, la *gogna* era uno strumento di punizione e tortura: si trattava di un collare in ferro (più tardi due ceppi di legno) stretto al collo del condannato, che per qualche ora o giorno era esposto in piazza ai maltrattamenti della folla.

La gogna fu abolita in tutta Europa nel corso del XIX secolo, ma il termine perdura ancora oggi in senso metaforico per indicare, nella sua forma mediatica, l'esposizione via stampa o tv di vizi, peccati e malefatte (veri o supposti) di qualcuno, tipicamente un personaggio pubblico, per farlo condannare moralmente o esporlo al discredito, al pubblico scherno o al ridicolo, così come correttamente indicato dall'alternativa **C**.

31 L'ATP è un nucleotide, quindi è formato da uno zucchero a cinque atomi di carbonio che lega tre gruppi fosfato e una base azotata, pertanto contiene anche azoto, lo stesso vale per il NADH (nicotinammideadeninadinuclotide) e per il DNA, che è un polimero di nucleotidi. La metionina è un amminoacido, quindi contiene azoto, perché tutti gli amminoacidi contengono un gruppo amminico ($-NH_2$). L'unico composto formato solo da carbonio, idrogeno e ossigeno è l'acido piruvico (o piruvato), di formula $C_3H_4O_3$; risposta esatta: **D**.

32 Il DNA è formato da due filamenti polinucleotidici che si appaiano grazie a legami a idrogeno che si formano fra le basi azotate complementari presenti nei due filamenti. Dato che l'adenina (A) lega la timina (T) e la guanina (G) lega la citosina (C), il numero di C è sempre pari al numero di G e il numero di T corrisponde sempre al numero di A. Ricordando che A = T e C = G, e che A + T + C + G = 100%, si può verificare che il 50% delle basi è dato dalla somma di ogni coppia di basi non complementari:

G + T = 50% C + A = 50% A + G = 50% e T + C = 50%.

Consideriamo un esempio: se G = 36%, avremo C = 36%, A = 14% e T = 14%.

$$G + T = C + A = A + G = T + C = 50\%$$

Considerando le somme proposte dal quesito, solo la n. 3 rappresenta sempre il 50% del totale delle basi; risposta esatta: **C**.

33 I nodi di Ranvier sono porzioni dell'assone in cui la guaina mielinica è interrotta. La presenza dei nodi di Ranvier permette la conduzione saltatoria dell'impulso nervoso, in quanto la depolarizzazione "salta" da un nodo all'altro. La depolarizzazione della membrana cellulare è il fenomeno che permette l'instaurarsi del potenziale d'azione ed è dovuta all'ingresso nell'assone di ioni Na^+. Si deduce che tutte le affermazioni proposte sono corrette e la **D** è la risposta esatta.

34 Sia le cellule procariotiche che quelle eucariotiche possiedono una membrana cellulare ed entrambi i tipi possono essere avvolti da una parete cellulare, quindi si escludono le risposte **E** e **B**. Le cellule procariotiche non hanno un nucleo delimitato da membrana e gli unici organuli posseduti da queste cellule sono i ribosomi (anche la **C** può essere scartata). Anche la **D** è errata infatti la trascrittasi inversa non si trova in nessuno dei due tipi cellulari. La risposta corretta è la **A**: i pori nucleari sono strutture presenti nella membrana nucleare, quindi si trovano negli eucarioti ma non nei procarioti.

35 Nella fase oscura della fotosintesi (o ciclo di Calvin) le cellule vegetali sintetizzano glucosio a partire da anidride carbonica, utilizzando l'ATP e il NADPH prodotti durante la fase luminosa dello stesso processo metabolico. La fotosintesi non utilizza ossigeno bensì lo produce, si deduce che le sostanze cercate sono la n. 2 e la n. 3 e la risposta esatta è la **D**.

36 Gli antibiotici sono farmaci attivi contro i batteri. L'unica patologia di origine batterica, fra quelle proposte, è il tetano; la E è quindi la risposta esatta.

37 Gli enzimi sono proteine (quindi polimeri di amminoacidi, e la D si può escludere) con funzione catalitica. Ogni enzima ha una specifica struttura tridimensionale (struttura terziaria e quaternaria) e il substrato si lega alla regione detta "sito attivo" in modo analogo a una chiave che si incastra nella propria serratura. Spesso il legame fra enzima e substrato ne modifica la conformazione spaziale (la C può essere scartata), ma questa viene recuperata al termine della reazione, quando il prodotto della reazione si stacca e l'enzima diventa disponibile per una nuova reazione. È vero che le temperature elevate possono causare la denaturazione di un enzima, cioè la perdita della specifica conformazione spaziale, ed è vero anche che gli enzimi, al termine di una reazione, possono essere riutilizzati; si possono quindi escludere anche le affermazioni A ed E, corrette. La risposta che cerchiamo è la B: gli enzimi non aumentano l'energia di attivazione, bensì accelerano le reazioni biologiche abbassandone l'energia di attivazione.

38 Il glicogeno è un polimero di glucosio e rappresenta, negli animali, la principale riserva di energia sotto forma di carboidrati. Viene prodotto dalle cellule del fegato che lo sintetizzano quando la concentrazione di glucosio nel sangue (glicemia) è elevata, mentre lo idrolizzano quando la glicemia è bassa. Il glicogeno è formato da molecole di glucosio legate fra loro da legami glicosidici a formare lunghe molecole ramificate. Le affermazioni B, C, D ed E sono corrette, mentre l'affermazione A è errata, in quanto amilosio e amilopectina sono costituenti dell'amido, quindi è la risposta esatta al quesito.

39 I meccanismi della risposta immunitaria comprendono processi di reazione nei confronti degli antigeni estranei penetrati nell'organismo. Quando un certo antigene viene in contatto per la prima volta con un organismo, ha luogo una risposta immunitaria primaria, che comprende l'attivazione dei linfociti T e dei linfociti B, cellule che, con diversi meccanismi fra i quali vi è anche la produzione di anticorpi, distruggono gli agenti estranei. La risposta immunitaria si "spegne" quando l'infezione è stata debellata, ma rimangono alcune cellule dette "della memoria" che permettono una reazione più rapida in caso si verifichi un secondo contatto con lo stesso antigene. Dato che l'organismo produce anticorpi e non antigeni, possiamo escludere le affermazioni 1 e 2 e stabilire che l'unica affermazione corretta è la 3. La risposta esatta è quindi la C.

40 Il caso proposto dal quesito è il classico incrocio "diibrido" di Mendel. Il genotipo dei due individui considerati, eterozigoti per due geni, può essere indicato come *AaBb*. Un individuo con questo genotipo produce quattro tipi di gameti (*AB*, *Ab*, *aB* e *ab*) e dall'incrocio si possono ottenere quattro diversi fenotipi, che compaiono con una tipica frequenza:

- doppio dominante = 9/16;
- dominante per A e recessivo per B = 3/16;
- dominante per B e recessivo per A = 3/16;
- doppio recessivo = 1/16.

I casi cercati dal quesito, cioè gli individui con fenotipo dominante per un solo carattere, sono il dominante per A e recessivo per B e il dominante per B e recessivo per A, ognuno dei quali compare con la frequenza di 3/16. Considerando entrambi questi casi, si può concludere che individui con fenotipo dominante per uno dei due geni compaiono con la frequenza di 6/16, cioè 3/8. Risposta esatta: **D**.

41 Una cellula diploide contiene due serie di cromosomi omologhi quindi, quando è in interfase, contiene due copie del gene considerato; l'affermazione **A**, corretta, non rappresenta risposta al quesito. La cellula è eterozigote per il gene considerato, quindi sui due cromosomi si trovano alleli diversi dello stesso gene; si possono manifestare entrambi, oppure uno solo a seconda delle caratteristiche di dominanza/recessività, oppure codominanza degli alleli considerati; anche la **D** e la **E** sono da scartare. Prima della divisione cellulare il DNA si replica e ogni cromosoma risulta formato da due segmenti identici, i due cromatidi; si può quindi stabilire che dopo la replicazione, che avviene prima della meiosi e della mitosi, ogni gene sarà presente quattro volte. Si conclude che l'affermazione **C** è corretta e che la **B**, errata, è la risposta cercata.

42 La mitosi, processo che permette la formazione di due cellule identiche a partire da una cellula madre, viene suddivisa in quattro fasi che sono, nell'ordine: profase, metafase, anafase e telofase. Risposta esatta: **E**.

43 L'appartenenza al gruppo sanguigno A, B, AB oppure 0, è correlata alla presenza/assenza degli antigeni A e B sui globuli rossi umani e determinata da un sistema di tre alleli: I^A (codifica per l'antigene A), I^B (codifica per l'antigene B) e I^0 (non codifica per alcun antigene), con I^A e I^B dominanti rispetto a I^0 e codominanti tra loro. Un individuo di gruppo A può avere genotipo $I^A I^A$ oppure $I^A I^0$, un individuo di gruppo B può avere genotipo $I^B I^B$ o $I^B I^0$, un individuo di gruppo AB ha genotipo $I^A I^B$ e uno di gruppo 0 ha genotipo $I^0 I^0$.

Se i due genitori proposti dal quesito sono entrambi eterozigoti, possono avere figli sia di gruppo A, che di gruppo B che di gruppo 0; la risposta corretta è quindi la **D**.

44 La porzione del cromosoma che tiene uniti i due cromosomi fratelli è detta centromero; risposta esatta: **A**.

45 Per rispondere correttamente alla domanda bisogna identificare i gruppi di appartenenza degli atomi indicati genericamente con le lettere R, X e T. Il legame ionico si forma quando la differenza di elettronegatività è maggiore di 1,7 mentre se è inferiore il legame è covalente.

Il gruppo 17 è quello degli alogeni (gruppo VII A secondo la "vecchia" numerazione) e quindi l'elemento R potrebbe essere Cl (cloro), il gruppo 1 (gruppo I A) è quello degli alcalini e quindi l'elemento X potrebbe essere Na (sodio) mentre il gruppo 16 (gruppo VI A) è quello dei calcogeni e quindi l'elemento T potrebbe essere O (ossigeno).

Utilizzando gli atomi considerati si avranno i seguenti composti:

- R + X = NaCl (cloruro sodico)
- R + T = Cl_2O (anidride ipoclorosa)
- X + T = Na_2O (ossido di sodio)

Il cloruro sodico è formato da legami ionici perché la differenza di elettronegatività tra Cl e Na è 2,1. L'anidride ipoclorosa è formata da legami covalenti in quanto la differenza di elettronegatività tra O e Cl è 0,5. Infine l'ossido di sodio è formato da legami ionici perché la differenza di elettronegatività tra Na e O è 2,6. La risposta corretta al quesito è quindi la **C**.

---

46 Il quesito proposto richiede di indicare la concentrazione in mol/dm^3 di una soluzione acquosa di idrossido di sodio. Per trovare il numero di moli di soluto si calcola innanzitutto il peso molare dell'unità formula NaOH come somma delle masse atomiche:

$$PM = (23 + 16 + 1)\ g/mol = 40\ g/mol$$

Il numero *n* di moli si calcola dividendo la massa data (2,0 g) per la massa molare:

$$n = \frac{2{,}0\ g}{40\ g/mol} = 5 \cdot 10^{-2}\ mol$$

La concentrazione C si ottiene dividendo il numero di moli per il volume espresso in dm^3:

$$C = \frac{5 \cdot 10^{-2}\ mol}{25 \cdot 10^{-3}\ dm^3} = 2{,}0\ mol\ dm^{-3}$$

La risposta corretta al quesito è la risposta **C**.

---

47 La legge di conservazione della massa, e più in generale la teoria atomica di Dalton, impone che le masse delle sostanze reagenti siano uguali alle masse delle sostanze prodotte quindi è necessario che tutti gli atomi presenti come reagenti siano presenti come prodotti. Una reazione deve quindi essere bilanciata trovando i coefficienti che, moltiplicati per i reagenti e per i prodotti, permettono di soddisfare la legge di conservazione della massa.

L'equazione bilanciata della reazione data è la seguente:

$$2\ C_2H_5SH + 9\ O_2 \rightarrow 4\ CO_2 + 2\ SO_2 + 6\ H_2O$$

I coefficienti stechiometrici sono quindi:

$$a = 2;\ b = 9;\ c = 4;\ d = 6$$

La risposta corretta al quesito è la **B**.

48 In una reazione di ossidoriduzione gli atomi scambiano elettroni variando così il loro numero di ossidazione (NO) tra reagenti e prodotti. Per rispondere correttamente al quesito è quindi necessario calcolare il numero di ossidazione degli atomi presenti sia nei prodotti sia nei reagenti.

Nella prima reazione il cloro passa da cloro elementare (NO = 0) a ione cloruro Cl^- (NO = – 1) nel KCl, riducendosi, mentre lo ione bromuro Br^- del KBr diventa bromo elementare (NO = 0) ossidandosi.

Nella seconda reazione il Na (NO = 0) si ossida diventando Na^+ (NO = +1) mentre l'idrogeno elementare (NO = 0) si riduce a ione idruro H^- (NO = – 1).

Si possono quindi scartare le risposte **C** ed **E**.

Nella terza reazione nessuno degli atomi coinvolti cambia il proprio numero di ossidazione e quindi non è una reazione di ossidoriduzione: anche le risposte **A** e **D** possono così essere scartate. La risposta corretta è la **B** infatti la quarta reazione proposta è una ossidoriduzione in quanto il NO di Mn passa da + 4 a + 2 e questo elemento si riduce, mentre il Cl si ossida e il suo NO passa da – 1 a 0.

49 Il calcio appartiene al secondo gruppo nel quarto periodo quindi ha configurazione elettronica [Ar] $4s^2$. Trasformandosi in ione Ca^{2+}, il calcio cede i due elettroni dell'orbitale *s*, si esclude così la risposta **A**, e ha la stessa configurazione elettronica dell'argon (Ar) e non del neon (Ne) escludendo la risposta **B**. Avendo la stessa configurazione del gas nobile argon ha 8 elettroni nell'ultimo livello energetico, la risposta corretta è quindi la **E**.

50 Gli isomeri strutturali sono molecole che hanno la stessa formula bruta ma diverse formule di struttura.

Di seguito sono riportati i diversi isomeri di struttura relativi alla formula bruta del quesito:

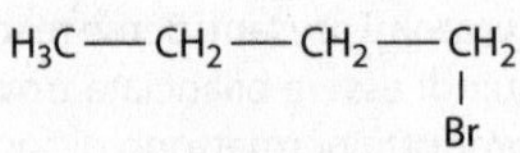

1-bromobutano

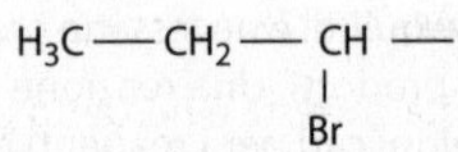

2-bromobutano

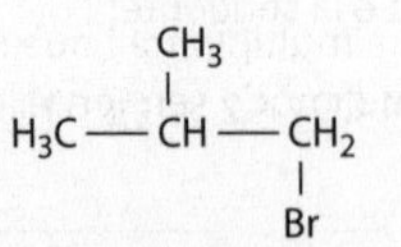

1-bromo-2-metilpropano

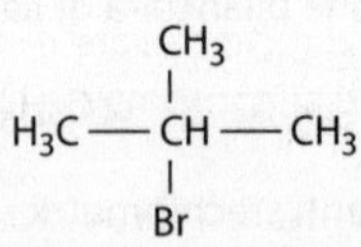

2-bromo-2-metilpropano

La risposta corretta è quindi la risposta **C**.

51 Un acido è una sostanza che disciolta in acqua reagisce con la stessa cedendole uno o più protoni secondo la generica reazione:

$$AH + H_2O \leftrightarrow A^- + H_3O^+$$

La reazione è una reazione all'equilibrio quindi più grande è la costante di dissociazione acida più la reazione è spostata verso destra ovvero più forte è l'acido. L'acido formico (HCOOH) e l'acido acetico (CH_3COOH) sono acidi deboli, parzialmente dissociati, e quindi la concentrazione netta di H^+ ceduti all'acqua è inferiore alla concentrazione nominale degli acidi, < 2 M e < 3 M rispettivamente. L'acido cloridrico (HCl) e l'acido nitrico (HNO_3) sono acidi forti monoprotici completamente dissociati quindi la concentrazione netta di H^+ ceduti all'acqua è pari alla concentrazione nominale dell'acido, 3 M e 2 M rispettivamente. L'acido solforico è un acido forte diprotico che cede 2 H^+ per ogni molecola quindi la concentrazione netta di H^+ ceduti all'acqua è pari al doppio della concentrazione nominale dell'acido, 2 M.

La soluzione più acida sarà quindi quella di HCl, risposta **D**.

52 Per condensazione di un acido con un alcol si ottiene un estere con uscita di una molecola d'acqua.

L'acido propanoico ha formula C_2H_5COOH mentre l'1-butanolo C_4H_9OH. L'estere che si forma è il propionato di butile con formula bruta $C_2H_5COOC_4H_9$.

La risposta corretta è quindi la **A**.

53 Note le misure dei due cateti di un triangolo rettangolo, per ricavarne l'ipotenusa è sufficiente applicare il teorema di Pitagora: la somma dei quadrati costruiti sui due cateti è pari al quadrato costruito sull'ipotenusa.

In questo caso:

$$ip = \sqrt{(\sqrt{6} - \sqrt{2})^2 + (\sqrt{6} + \sqrt{2})^2}$$

Sviluppando i due quadrati di binomio si ricava infine:

$$ip = \sqrt{(\sqrt{6} - \sqrt{2})^2 + (\sqrt{6} + \sqrt{2})^2} = \sqrt{6 + 2 - 2\sqrt{12} + 6 + 2 + 2\sqrt{12}} = \sqrt{16} = 4$$

La risposta corretta è pertanto la **D**.

54 Semplificare una frazione algebrica significa eliminare i fattori comuni a numeratore e denominatore. Poiché viene proposta una somma algebrica tra frazioni, è necessario innanzi tutto trovare il minimo comune multiplo tra i due denominatori e quindi procedere alla somma tra le due frazioni nel modo seguente:

$$\frac{x}{x+2} - \frac{x-2}{x} = \frac{x \cdot x - (x-2) \cdot (x+2)}{x(x+2)} = \frac{x^2 - (x^2 - 4)}{x(x+2)} = \frac{4}{x(x+2)}$$

La frazione ottenuta non è ulteriormente semplificabile e quindi la risposta corretta è la **B**.

55 Data una funzione $f(x)$, per determinare l'espressione analitica della sua funzione inversa si deve esplicitare la variabile indipendente x in funzione della variabile dipendente y e scambiare le variabili. In questo caso:

$$f(x) = 3x - 6 \quad \rightarrow \quad y = 3x - 6 \quad \rightarrow \quad \frac{y+6}{3} = x \quad \rightarrow \quad x = \frac{y}{3} + 2$$

Invertendo a questo punto le due variabili si ricava che

$$f^{-1}(x) = \frac{x}{3} + 2 \text{ (risposta C)}$$

56 Per questo esercizio si propongono tre metodi risolutivi.

In primo luogo è possibile ricorrere alla definizione di probabilità, intesa come rapporto tra il numero dei casi favorevoli al manifestarsi di un evento e il numero dei casi possibili, considerati ugualmente probabili. I casi possibili, lanciando due dadi aventi 6 facce, sono 36; i casi favorevoli all'evento sono 6, corrispondenti all'uscita di due numeri identici sui due dadi (1 e 1, 2 e 2, 3 e 3, 4 e 4, 5 e 5, 6 e 6). La probabilità cercata è quindi pari a P = 6/36 = 1/6 (risposta **C**).

In alternativa, si sarebbe giunti alla stessa conclusione osservando che la probabilità dell'evento E "esce la coppia 1 e 1" è pari a P(E) = 1/36 = 1/6 · 1/6 (teorema delle probabilità composte) e che vi sono sei configurazioni possibili di questo tipo.

Per il teorema delle probabilità totali si ricava quindi P = 6 · 1/36 = 1/6 (ancora risposta **C**).

Infine, considerando che la probabilità che esca lo stesso numero sui due dadi è la stessa indipendentemente che li si lanci contemporaneamente o uno dopo l'altro, basta trovare la probabilità che, una volta uscito il numero del primo dado lanciato, quello del secondo dado sia uguale al primo. Avendo il dado 6 facce, tale probabilità è pari a 1/6 (di nuovo risposta **C**).

57 Se si trascurano gli effetti dell'aria, la pallina è sottoposta alla sola accelerazione gravitazionale g e dunque compie un moto rettilineo uniformemente accelerato.

Lo spazio percorso dalla pallina si ricava sostituendo i dati del problema nella legge oraria di tale moto:

$$s = s_0 + v_0 \cdot t + \frac{1}{2}gt^2 \Rightarrow s = 0 + 19,6 \cdot 2 + \frac{1}{2}(-9,8)2^2 = 19,6 \text{ m}$$

dove l'accelerazione è negativa in quanto diretta verso il basso.

La risposta corretta è dunque la **D**.

58 Il moto di un satellite in orbita attorno a un pianeta è circolare uniforme in quanto la velocità lineare del satellite varia in direzione, ma è costante in modulo: l'affermazione 1 è pertanto corretta.

Inoltre il satellite è soggetto alla sola forza gravitazionale, diretta verso il centro del pianeta. Per la seconda legge della dinamica ($\mathbf{F} = m \cdot \mathbf{a}$), l'accelerazione del satellite è pertanto anch'essa diretta verso il centro del pianeta (accelerazione centripeta): anche l'affermazione 2 è quindi corretta.

Infine dopo 100 giorni il satellite si ritrova nella stessa posizione e con la medesima velocità vettoriale dell'istante iniziale (poiché il tempo impiegato a compiere una rotazione intorno al pianeta è pari proprio a 100 giorni). Lo spazio percorso dal satellite in 100 giorni è pertanto nullo e anche la velocità vettoriale media su tale intervallo di tempo è quindi nulla: l'affermazione 3 è anch'essa corretta. La risposta esatta al quesito è pertanto la **E**.

---

59 Poiché il cavo è percorso da corrente, al suo interno le cariche si muovono con una velocità **v** e sono inoltre sottoposte all'azione di un campo magnetico **B**. Ciascuna di esse è quindi soggetta a una forza di Lorentz data da:

$$\mathbf{F} = q \cdot \mathbf{v} \wedge \mathbf{B}$$

Affinché la forza subita dal cavo (data dalla risultante delle forze subite dalle singole cariche) non sia nulla, l'angolo formato dalla velocità delle cariche (e quindi dal cavo stesso) e dal campo magnetico non deve essere pari a zero gradi (risposta **A**): in tal caso infatti si annullerebbe il prodotto vettoriale (sen 0° = 0).

---

60 Il calore Q fornito nel riscaldare il blocco di ghiaccio viene in parte utilizzato per fonderlo (Q_1) e in parte per portare la massa di acqua così ottenuta alla temperatura di 10 °C (Q_2):

$$Q = Q_1 + Q_2$$

Si noti che il ghiaccio si trova già a 0° (e non a una temperatura inferiore) quindi il dato sulla sua capacità termica, ossia 2,12 kJ/(kg·K), è inutile e potenzialmente fuorviante.
Il calore Q_1 acquistato dal ghiaccio per modificare il suo stato è pari a:

$$Q_1 = m \cdot \lambda_f$$

dove m è la massa del ghiaccio e λ_f è il calore latente di fusione del ghiaccio, mentre il calore Q_2 vale:

$$Q_2 = \Delta T \cdot c \cdot m$$

dove ΔT è la variazione di temperatura subita dalla massa d'acqua e c la sua capacità termica specifica. Sostituendo tali valori si ricava:

$$Q_2 = 10\ \text{K} \cdot (4,18)\ \text{kJ} / (\text{kg} \cdot \text{K}) \cdot 0,5\ \text{kg} = 20,9\ \text{kJ}$$

Di conseguenza il calore utilizzato durante il cambiamento di stato è pari a:

$$Q_1 = Q - Q_2 = 188\ \text{kJ} - 20,9\ \text{kJ} = 167,1\ \text{kJ}$$

Il calore latente di fusione del ghiaccio è dunque:

$$\lambda_f = \frac{Q_1}{m} = \frac{167,1}{0,5} = 334,2 \text{ (risposta B)}$$

Test ufficiale Medicina e Odontoiatria

Settembre 2012

Cultura generale e Ragionamento logico

1 **Individuare la coppia nella quale i termini NON rimandano al medesimo prefisso:**

- **A** neofilia – neogene
- **B** misofobia – misogamia
- **C** filantropia – filologia
- **D** paramedico – paranormale
- **E** paleomagnetismo – paleozoico

2 **Individuare quale esempio di figura retorica NON è corretto:**

- **A** ossimoro: *"immoto andare"*
- **B** metafora: *"il sol dell'avvenire"*
- **C** anacoluto: *"un uomo superficiale, il cervello gli dà noia"*
- **D** iperbole: *"e gli alberi sono alberi. Le case sono case"*
- **E** chiasmo: *"odi greggi belar, fuggire armenti"*

3 **Individuare quale definizione dei seguenti acronimi NON è corretta:**

- **A** TAC: Tomografia Assiale Comparativa
- **B** RMN: Risonanza Magnetica Nucleare
- **C** DSA: Disturbi Specifici di Apprendimento
- **D** EEG: Elettroencefalografia
- **E** VES: Velocità di Eritrosedimentazione

4 **Mario è il secondogenito di una coppia con due figli, e sua moglie è figlia unica. Uno dei nonni del figlio di Mario ha una figlia che si chiama Francesca, la quale ha due anni meno di Mario.**

Date queste premesse, chi è la Francesca di cui si parla nel testo?

- **A** Una zia di Mario
- **B** Una figlia di Mario
- **C** La moglie di Mario
- **D** La sorella di Mario
- **E** La madre di Mario

5 **Alberto, Carlo, Roberto, Paolo e Sergio sono nati in cinque città diverse: Amsterdam, Cagliari, Roma, Pavia, Siracusa. Alberto e Sergio mentono sempre mentre Paolo non mente mai. Alberto afferma di essere nato ad Amsterdam e che Sergio è nato a Siracusa. Paolo afferma di essere nato a Pavia e riferisce che Alberto gli ha detto di essere nato a Cagliari. Dove può essere nato Alberto?**

- A Siracusa o Pavia
- B Roma o Pavia
- C Roma o Cagliari
- D Roma o Amsterdam
- E Roma o Siracusa

6 ***"In un cinema ci sono 200 spettatori: 40 sono italiani, 50 sono donne e 60 preferiscono i film di genere fantasy".* Sulla base di queste informazioni, di quanti spettatori si può affermare con certezza che sono allo stesso tempo italiani, donne e amanti del genere fantasy?**

- A Di nessuno
- B Di dieci
- C Di quaranta
- D Di cinquanta
- E Di cento

7 ***"Paolo è così amico di Giuseppe e di Claudio che quando lui va alle feste ci vanno anche i suoi due amici".* Data la frase precedente, quale delle seguenti affermazioni è certamente vera?**

- A Ieri Claudio è andato ad una festa, quindi c'è andato anche Paolo
- B Giuseppe e Claudio ieri erano ad una festa, quindi c'era anche Paolo
- C Ieri c'era una festa alla quale Paolo non è andato, quindi anche Giuseppe e Claudio non c'erano
- D Paolo ieri è andato ad una festa, quindi sicuramente c'erano anche Giuseppe e Claudio
- E Giuseppe ieri era ad una festa, quindi sicuramente c'è andato anche Claudio

8 ***"Sara afferma che tutti gli studenti di medicina hanno frequentato il liceo scientifico".* Quale delle seguenti condizioni è NECESSARIO si verifichi affinché l'affermazione di Sara risulti falsa?**

- A Tutti gli studenti che non sono iscritti a medicina devono aver frequentato il liceo scientifico
- B Deve esistere almeno uno studente di medicina che non ha frequentato il liceo scientifico
- C Deve esistere almeno uno studente di medicina che ha frequentato il liceo classico
- D Nessuno studente di medicina deve aver frequentato il liceo scientifico
- E Deve esistere almeno uno studente che ha frequentato il liceo scientifico ma che non è iscritto a medicina

9 ***"Vittorio ha 50 CD di musica rock e 41 CD di musica jazz suddivisi in 10 ripiani di un mobile porta-CD".* Quale delle seguenti affermazioni è sicuramente vera?**

A In ogni ripiano ci sono almeno 8 CD

B In tutti i ripiani, il numero di CD di musica jazz è minore a quello dei CD di musica rock

C Esiste almeno un ripiano in cui ci sono più di 9 CD

D Esiste almeno un ripiano in cui ci sono almeno 6 CD di musica rock

E Esiste almeno un ripiano in cui ci sono esattamente 5 CD di musica jazz

10 ***"Per superare il provino ed entrare in una squadra di calcio è necessario, ma non sufficiente, saper giocare bene e non avere più di 14 anni".***

Determinare quale delle seguenti situazioni è NON compatibile con la frase precedente.

A Elena non sa giocare bene a calcio, ha meno di 14 anni e non supera il provino

B Elena non sa giocare bene a calcio, ha meno di 14 anni, e supera il provino

C Elena sa giocare bene a calcio, ha meno di 14 anni e supera il provino

D Elena sa giocare bene a calcio, ha meno di 14 anni e non supera il provino

E Elena ha meno di 14 anni e non supera il provino

11 **Quale tra le coppie di termini proposti completa logicamente la seguente proporzione verbale:**

X : Intonso = Territorio : Y

A X = Capitolo, Y = Regione

B X = Intatto, Y = Selvaggio

C X = Libro, Y = Inesplorato

D X = Cultura, Y = Geografia

E X = Libraio, Y = Mappa

12 **Quale tra le coppie di termini proposti completa logicamente la seguente proporzione verbale:**

X : Onorevole = Conclave : Y

A X = Stato, Y = Chiesa

B X = Italia, Y = Vaticano

C X = Senato, Y = San Pietro

D X = Parlamento, Y = Eminenza

E X = Primo Ministro, Y = Papa

13 ***"La Costituzione fissa la durata di entrambe le Camere in cinque anni. Tuttavia, qualora si vengano a trovare nell'impossibilità di funzionare [...] il Presidente della Repubblica, sentiti i loro presidenti, può procedere allo scioglimento anticipato".***

Quale delle seguenti affermazioni NON è deducibile dal precedente testo?

- A Le Camere possono essere sciolte anticipatamente
- B Le Camere possono essere sciolte dal Presidente della Repubblica e dai loro presidenti
- C Per le Camere è fissata in partenza la stessa durata
- D La durata delle Camere viene stabilita dalla Costituzione
- E Se non possono funzionare, le Camere possono essere sciolte

14 **È stato affermato che: *"L'inflazione consiste in un generale aumento dei prezzi nominali, accompagnato da una svalutazione della moneta".***

Quale tra le seguenti affermazioni è deducibile dalla frase precedente?

- A La svalutazione è una conseguenza dell'inflazione
- B L'aumento dei prezzi nominali è una causa della svalutazione della moneta
- C Inflazione e svalutazione sono due eventi statisticamente indipendenti
- D C'è una concomitanza tra inflazione e svalutazione
- E L'inflazione è determinata dalla svalutazione

15 ***"Gli stimolatori cardiaci vengono ormai sistematicamente impiantati nel corpo dei pazienti. Degli elettrodi, generalmente di platino per evitare reazioni chimiche, sono fissati al cuore o al tessuto circostante, e attraverso di essi vengono inviati impulsi generati da un circuito elettrico. L'energia elettrica necessaria è fornita da pile al mercurio. Il paziente deve essere operato ogni anno e mezzo o due anni per il ricambio delle pile".***

Quale delle seguenti affermazioni NON è deducibile dal precedente testo?

- A Lo stato di carica delle batterie va controllato frequentemente
- B Gli impulsi vengono generalmente trasmessi ai tessuti da contatti in platino
- C Il paziente a cui è stato installato uno stimolatore cardiaco deve preventivare altri interventi chirurgici negli anni seguenti
- D Gli stimolatori cardiaci utilizzano circuiti elettrici
- E L'uso di stimolatori cardiaci comporta l'utilizzo di metalli pesanti

16 **Individuare la coppia di termini che NON hanno significato affine:**

- A edulcorato – attenuato
- B impervio – arduo
- C modaiolo – modellato
- D facile – comodo
- E superficiale – facilone

17 **Quali parole vanno sostituite ai numeri per dare un senso compiuto e logico alle frasi seguenti?**

"Le parole ___(1)___, più o meno regolarmente, da altre parole già note a chi le ha coniate. A volte capita che non ___(2)___ a rintracciare l'ètimo. Ma l'esperienza ci dice che ciò dipende soprattutto dalla nostra ___(3)___".

A (1) = derivano (2) = possiamo (3) = educazione

B (1) = raggiungono (2) = arriviamo (3) = cultura

C (1) = spuntano (2) = troviamo (3) = insipienza

D (1) = arrivano (2) = sappiamo (3) = scolarità

E (1) = nascono (2) = riusciamo (3) = ignoranza

---

18 **Quali parole vanno sostituite ai numeri per dare un senso compiuto e logico alle frasi seguenti?**

"Le province italiane sono quasi ___(1)___ sorte come comuni indipendenti nel nord e centro-nord, cioè come centri civili e ___(2)___. Anche nel sud, dove la struttura comunale era meno frequente, la distribuzione ___(3)___ delle città era piuttosto simile al nord e aveva la stessa funzione".

A (1) = sempre (2) = marinari (3) = asimmetrica

B (1) = tutte (2) = commerciali (3) = geografica

C (1) = mai (2) = mercantili (3) = storica

D (1) = ovunque (2) = portuali (3) = statistica

E (1) = totalmente (2) = sagaci (3) = territoriale

---

19 **Individuare la spiegazione NON corretta dei seguenti "modi di dire":**

A "aborrire il sangue": detestare ogni forma di violenza

B "farsi sangue amaro": provare invidia o rancore

C "scritto a caratteri di sangue": evento costato perdite umane

D "la voce del sangue": l'aggressività innata

E "piangere lacrime di sangue": piangere amaramente

---

20 **Il termine "spread" nella frase *"alcune delle manovre finanziarie italiane nell'ultimo anno miravano alla riduzione dello spread"* indica:**

A il differenziale di rendimento tra i titoli di stato italiani e quelli tedeschi

B la differenza di andamento tra la borsa italiana e la media delle borse europee

C il tasso di rendimento dei BOT italiani a 6 mesi

D il calo dei titoli in borsa in un dato periodo

E la differenza di rendimento tra investimenti obbligazionari e investimenti azionari

21 In quale dei seguenti termini il prefisso è semanticamente diverso dagli altri:

A triangolo B tridente C tribordo D trilogia E trittico

22 Individuare la coppia di termini antitetici che NON è grammaticalmente coerente con le altre:

A flemma – foga

B accordo – disaccordo

C garbo – malagrazia

D tatto – indelicatezza

E grazioso – goffo

23 Quale tra i seguenti può essere considerato un contrario del termine "etereo"?

A Cronico

B Tangibile

C Impalpabile

D Sempiterno

E Omogeneo

24 Quale tra le seguenti espressioni può essere considerata un contrario di "avere fegato"?

A Essere prode

B Essere insolente

C Essere rozzo

D Essere pavido

E Essere gaio

25 Individuare il termine che NON discende dall'antichità classica:

A giacobino

B demagogo

C tribuno

D dittatore

E questore

26 Individuare la corretta successione cronologica del conferimento del premio Nobel per la letteratura:

A Pirandello – Deledda – Montale – Quasimodo – Fo

B Quasimodo – Pirandello – Fo – Deledda – Montale

C Deledda – Pirandello – Quasimodo – Montale – Fo

D Montale – Fo – Deledda – Quasimodo – Pirandello

E Fo – Quasimodo – Montale – Pirandello – Deledda

27 **Un *head hunter* è un professionista che viene incaricato da un vertice aziendale d'individuare...**

- A chi sta violando il sistema informatico interno
- B il personale in esubero
- C chi distrae fondi aziendali
- D chi fa inside trading in borsa
- E un buon candidato per un posto di rilievo

28 **Quali parole vanno sostituite ai numeri per completare correttamente la frase seguente?**

"Il 10 agosto 1867, di ritorno in calesse da Cesena, viene ucciso con una fucilata Ruggero, evento tragico che viene ricordato con versi semplici e struggenti dal figlio poeta ____(1)____ autore tra l'altro dell'opera ___(2)___".

- A (1) = Giosuè Carducci; (2) = Rime Nuove
- B (1) = Giovanni Pascoli; (2) = Canti di Castelvecchio
- C (1) = Giovanni Pascoli; (2) = Canti di Romagna
- D (1) = Giosuè Carducci; (2) = Rime di San Mauro
- E (1) = Gabriele d'Annunzio; (2) = Novelle della Pescara

29 **Tizio e Caio devono ricevere una certa quantità di farmaco, in maniera da avere una quantità di principio attivo proporzionale al proprio peso corporeo. Tizio pesa 50 kg, Caio pesa 60 kg. Due flaconi identici di farmaco contengono, complessivamente, la dose totale necessaria per il fabbisogno di entrambi.**

Qual è la dose esatta da somministrare a Caio?

- A Un flacone intero e un quarto dell'altro flacone
- B Un flacone intero e un quinto dell'altro flacone
- C Un flacone intero e un sesto dell'altro flacone
- D Un flacone intero e un decimo dell'altro flacone
- E Un flacone intero e un undicesimo dell'altro flacone

30 **Mario è nato martedì 8 febbraio. Stella è nata mercoledì 8 marzo, nello stesso anno. Di quale anno potrebbe trattarsi?**

- A 1970
- B 1973
- C 1976
- D 1979
- E 1982

31 Simona afferma: "In ogni corso di laurea in Medicina e Chirurgia c'è almeno uno studente che ha superato tutti gli esami del primo anno". Se tale affermazione è falsa, allora sicuramente ...

- A in tutti i corsi di laurea in Medicina e Chirurgia nessuno studente ha superato tutti gli esami del primo anno
- B in ogni corso di laurea in Medicina e Chirurgia c'è almeno uno studente che non ha superato alcun esame del primo anno
- C c'è almeno un corso di laurea in Medicina e Chirurgia in cui c'è almeno uno studente che non ha superato alcun esame del primo anno
- D c'è almeno un corso di laurea in Medicina e Chirurgia in cui nessuno studente ha superato tutti gli esami del primo anno
- E c'è almeno un corso di laurea in Medicina e Chirurgia in cui almeno uno studente ha superato tutti gli esami del primo anno

32 Condizione sufficiente, ma non necessaria, affinché al Liceo Pitagora l'anno scolastico si concluda con una festa è che le interrogazioni terminino entro la fine del mese di maggio. Determinare quale delle seguenti situazioni è INCOMPATIBILE con l'affermazione precedente.

- A Nel 2008 le interrogazioni sono terminate a marzo, e poi non c'è stata la festa
- B Nel 2006 uno studente è stato interrogato il 4 giugno, e poi c'è stata la festa
- C Nel 2003 uno studente è stato interrogato il 4 giugno, e poi non c'è stata la festa
- D Nel 2010 uno studente è stato interrogato il 3 aprile, e poi non c'è stata la festa
- E Da quando esiste il Liceo Pitagora la festa c'è stata ad anni alterni

33 L'analisi dei risultati di un test ha evidenziato che, per ognuna delle 70 domande proposte, c'è stato almeno un candidato che ha fornito la risposta corretta. Determinare quale delle seguenti situazioni è compatibile con questa analisi.

- A Tutti hanno risposto in maniera errata alla domanda 47
- B Almeno due domande hanno ricevuto risposte errate da parte di tutti i concorrenti
- C Esiste un candidato che ha risposto in maniera errata a tutte le domande
- D Nessuno ha fornito una risposta alla domanda 53
- E Nessuno ha risposto correttamente alla domanda 70

34 Quale dei seguenti non esisteva come Stato indipendente negli anni '80 dello scorso secolo?

- A Albania
- B Croazia
- C Romania
- D Jugoslavia
- E Cecoslovacchia

35 **In quale anno fu iniziata la costruzione del Muro di Berlino?**

A 1946 B 1961 C 1968 D 1974 E 1989

36 **In Italia, per quale delle seguenti patologie la vaccinazione NON è obbligatoria per i nuovi nati, ma solo consigliata?**

A Difterite B Poliomielite C Epatite B D Parotite E Tetano

37 **La celiachia è una grave intolleranza a:**

A glutine B lattosio C caseina D uovo E amido

38 ***"Vi sono fenomeni importanti nella cultura che nascondono meccanismi di funzionamento del nostro cervello ancora poco noti, ma che la neurofisiologia moderna potrà spiegare meglio in futuro. Le mode sono fenomeni culturali molto notevoli, anche se talora altamente irritanti perché raggiungono spesso apici di stranezza, o addirittura di stupidità. In esse giocano chiaramente molte pulsioni, comprese quelle che agiscono nella ritualizzazione, nel senso di identità, ma anche altri valori e interessi economici e psicologici molto forti."***
Quale delle seguenti risposte NON è deducibile dal testo?

A La moda è un fenomeno di natura fondamentalmente culturale

B Alcuni fenomeni culturali possono risultare bizzarri

C La neurofisiologia moderna ha già chiarito i più importanti fenomeni culturali

D Esistono fenomeni culturali che sono collegati anche a dimensioni individuali

E Su alcuni fenomeni culturali agiscono variabili come quelle legate alla sfera economica

39 **A che cosa è riferita l'espressione "*bilancio negativo*" nella frase: "*Con l'inizio della lattazione il metabolismo dei lipidi è marcatamente alterato ed il mobilitare le riserve dei grassi del corpo è un importante adattamento evolutivo per soddisfare le richieste di energia quando l'animale è in bilancio negativo.*"?**

A Adattamento

B Riserve di grassi

C Lattazione

D Mobilitare le riserve

E Energia

40 **Quale tra i seguenti può essere considerato un sinonimo del termine "fallace"?**

A Fallito

B Falso

C Falloso

D Fallico

E Fallimentare

Biologia

41 **Quale tra le seguenti affermazioni sui mitocondri NON è corretta?**

- A Sono sede della fosforilazione ossidativa
- B Sono assenti nelle cellule procariotiche
- C Possono essere coinvolti nel processo apoptotico
- D Contengono sia DNA sia ribosomi
- E La loro membrana fosfolipidica interna è permeabile agli ioni H^+

42 **L'AMP ciclico:**

- A è il trasportatore di energia più utilizzato dalle cellule procariotiche
- B si forma nel DNA in seguito all'azione dei raggi ultravioletti su due molecole di adenina contigue
- C è una molecola segnale delle cellule procariotiche ed eucariotiche
- D è un neurotrasmettitore di tipo chimico che agisce nello spazio intersinaptico
- E è un isomero dell'ATP

43 **Nel 1965 i due scienziati F. Jacob e J. Monod ricevettero il premio Nobel per la medicina per i loro studi su:**

- A gli enzimi di restrizione
- B lo *splicing* nei geni eucariotici
- C il virus HIV
- D il sequenziamento del DNA
- E l'operone *lac* nei batteri

44 **Quale tra i seguenti completamenti NON è corretto? I trasposoni sono sequenze di DNA che ...**

- A sono in grado di replicarsi indipendentemente dal cromosoma in cui si trovano
- B sono responsabili della trasformazione batterica
- C possono spostarsi nel DNA di una cellula
- D costituiscono un'alta percentuale del genoma umano
- E possono essere coinvolti nell'insorgenza dei tumori

45 **Quale delle seguenti caratteristiche NON è riferibile alla trasmissione di un carattere recessivo legato al cromosoma X?**

- A Le femmine eterozigoti sono fenotipicamente normali
- B Il fenotipo recessivo può non presentarsi in tutte le generazioni
- C Un maschio trasmette sempre il carattere recessivo alle figlie femmine
- D Il fenotipo recessivo compare solo nei maschi
- E Il fenotipo recessivo compare molto più frequentemente nei maschi che nelle femmine

46 **Quale affermazione relativa alla mioglobina NON è corretta?**

- A Ha affinità per O_2 minore rispetto a quella dell'emoglobina
- B È formata da una singola catena polipeptidica
- C È associata ad una struttura ad anello contenente ferro
- D Facilita la diffusione di O_2 nei muscoli
- E Trattiene O_2 anche a valori della pressione parziale di O_2 inferiori a quelli di rilascio dell'emoglobina

47 **La teoria dell'endosimbiosi, formulata da Lynn Margulis negli anni '80 del secolo scorso, giustifica:**

- A la migrazione degli sporozoiti del plasmodio della malaria nelle ghiandole salivari della zanzara
- B la presenza della flora intestinale
- C la presenza di mitocondri e cloroplasti all'interno delle cellule eucariotiche
- D la coevoluzione tra specie vegetali e insetti impollinatori
- E lo sviluppo del micelio dei funghi sotto la corteccia degli alberi

48 **Per pleiotropia si intende:**

- A la somma degli effetti di più geni su uno stesso carattere
- B la presenza, negli individui con genotipo eterozigote, di un fenotipo differente sia da quello dell'omozigote dominante sia da quello dell'omozigote recessivo
- C la condizione di portatrice sana di caratteri legati al cromosoma X
- D l'espressione negli individui a genotipo eterozigote, sia del fenotipo dominante sia di quello recessivo, ma in parti diverse del corpo
- E l'influenza di un solo gene su più caratteristiche fenotipiche

49 **Quale dei seguenti processi NON avviene durante il ciclo di Krebs?**

- A La liberazione di CO_2
- B La riduzione di FAD a $FADH_2$
- C La formazione di citrato
- D L'ossidazione di NADH a NAD^+
- E La produzione di ATP

50 Nell'organismo femminile dove è presente il "corpo di Barr"?

A Nell'oocita

B Tra i due emisferi cerebrali

C Alla base dei flagelli

D Nel nucleo delle cellule somatiche

E Nel citoplasma delle cellule del follicolo

51 In quale delle seguenti fasi dello sviluppo embrionale si completa la formazione dell'endoderma, del mesoderma e dell'ectoderma?

A Blastula

B Zigote

C Morula

D Feto

E Gastrula

52 Le cellule olfattive sono presenti in un tessuto:

A connettivo lasso

B epiteliale

C adiposo

D connettivo denso

E cartilagineo

53 Quale tra i seguenti NON è un componente del sistema di conduzione del battito cardiaco?

A Nodo seno-atriale

B Nodo atrio-ventricolare

C Fascio di His

D Nodo seno-ventricolare

E Fibre di Purkinje

54 In un individuo sano e adulto di quale ordine di grandezza è il rapporto tra i globuli bianchi e i globuli rossi:

A 10^6

B 10^4

C 10^{-3}

D 10^{-5}

E 10^{-1}

55 **Quale dei seguenti NON è un componente del sistema linfatico?**

A Glomerulo

B Timo

C Milza

D Tonsilla

E Placca di Peyer

56 **Incrociando due drosofile con corpo bruno si ottengono 121 femmine con corpo bruno, 63 maschi con corpo giallo e 68 maschi con corpo bruno. Da questo si può dedurre che l'allele responsabile del colore giallo del corpo si trova:**

A sul cromosoma X ed è dominante

B su di un autosoma ed è recessivo

C su di un autosoma ed è dominante

D sul cromosoma Y ed è dominante

E sul cromosoma X ed è recessivo

57 **I geni omeotici:**

A se inattivati trasformano una cellula tumorale in una cellula sana

B regolano la specificazione di strutture anatomiche nello sviluppo embrionale

C sono l'unità funzionale della regolazione genica nei procarioti

D sono responsabili dell'omeostasi

E sono i geni che si esprimono nelle cellule differenziate

58 **I trigliceridi insaturi:**

A sono formati a partire da un minor numero di molecole di acidi grassi rispetto ad un trigliceride saturo

B sono formati a partire da acidi grassi con catena più corta di quelli di un trigliceride saturo

C sono formati a partire da acidi grassi con doppi legami nella catena carboniosa

D sono presenti unicamente nei vegetali

E contengono più atomi di idrogeno dei trigliceridi saturi con lo stesso numero di atomi di carbonio

Chimica

59 Quanti atomi di idrogeno sono presenti in una molecola di solfato d'ammonio?

A 6
B 8
C 9
D 10
E 12

60 Con il termine "acqua dura" si indica:

A acqua non potabile
B ossido di deuterio
C perossido di idrogeno
D acqua ricca di sali
E acqua pesante

61 Calcolare la quantità di ammoniaca (17 u.m.a.) contenuta in 500 ml di una soluzione acquosa 0,02 M.

A 0,17 g B 0,34 g C 0,17 mg D 0,085 g E 0,34 mg

62 Calcolare qual è la concentrazione percentuale in massa (m/m) di una soluzione ottenuta sciogliendo 5,4 g di NaCl in 535,6 g di acqua.

A 0,10% B 1,0% C 10% D 20% E 40%

63 La seguente struttura organica $CH_3COOCH_2CH_3$ corrisponde a:

A un etere
B un acido carbossilico
C un chetone
D un estere
E un fenolo

64 Il cicloesanone è:

A un idrocarburo aromatico
B un alcol
C un chetone
D una aldeide
E un alchene

65 **Individua la successione numerica che indica correttamente i coefficienti della seguente reazione chimica: $C_6H_6 + O_2 \rightarrow CO_2 + H_2O$**

A 1, 6 = 3, 3

B 1, 6 = 6, 3

C 2, 7 = 3, 1

D 2, 9 = 12, 6

E 2, 15 = 12, 6

66 **Se in una reazione gli ioni Ag^+ in soluzione si trasformano in atomi del metallo, ciò significa che gli ioni Ag^+:**

A si ossidano

B perdono protoni

C agiscono da ossidanti

D acquistano neutroni

E cambiano il loro numero atomico

67 **Supponendo che l'abbondanza relativa dei diversi isotopi del cloro sia: 75% cloro-35 (34,96 u.m.a.) e 25% cloro-37 (36,96 u.m.a.), la massa del cloro risulterebbe:**

A 34,96 u.m.a.

B 35,46 u.m.a.

C 35,96 u.m.a.

D 39,96 u.m.a.

E 71,92 u.m.a.

68 **Quanti atomi di magnesio, fosforo, ossigeno sono presenti nel fosfato di magnesio?**

A 1 : 1 : 3

B 3 : 1 : 4

C 3 : 1 : 8

D 3 : 2 : 6

E 3 : 2 : 8

69 **Date due soluzioni, la prima contenente 0,50 mol di NaCl in 250 ml di acqua e la seconda contenente 0,20 mol di NaCl in 100 ml di acqua, si può affermare che:**

A la prima soluzione è più concentrata della seconda

B la prima soluzione è più diluita della seconda

C le due soluzioni hanno la stessa concentrazione

D le due soluzioni hanno la stessa molalità, ma la prima ha una molarità maggiore

E la seconda soluzione ha concentrazione più che doppia rispetto alla prima

Matematica e Fisica

70 **La base di partenza per il calcolo dell'IMU di un immobile di classe A1 si ottiene rivalutando la rendita catastale del 5% e moltiplicando il risultato ottenuto per 160. Allo stesso risultato si può giungere in un solo passaggio, moltiplicando direttamente la rendita catastale per un opportuno coefficiente *c*.**

Determinare il valore di *c*.

- A 121
- B 165
- C 168
- D 265
- E 180

71 **Tirando contemporaneamente cinque dadi con facce numerate da 1 a 6, qual è la probabilità di ottenere cinque numeri pari?**

- A $\frac{1}{6}$
- B $\left(\frac{1}{6}\right)^5$
- C $\frac{1}{10}$
- D $\frac{1}{25}$
- E $\frac{1}{32}$

72 **Determinare quale delle seguenti funzioni soddisfa la relazione $f(-x) = -f(x)$ per ogni numero reale *x*.**

- A $\cos(x^3)$
- B $\cos^3(x)$
- C $\text{sen}(x^2)$
- D $\text{sen}^2(x)$
- E $\text{sen}^3(x)$

73 **Determinare quale dei seguenti numeri non è un quadrato perfetto:**

A 256 B 800 C 10.000 D $12 \cdot 27$ E $11 \cdot 44$

74 **Determinare l'area del triangolo che ha come vertici i punti (0,0), (0,1), (13,12) del piano cartesiano:**

A 6 B 78 C 12 D 13 E $\frac{13}{2}$

75 **Un ciclista procede alla velocità costante di 9 km/h. Determinare quanto tempo impiega a percorrere un chilometro.**

A 6 minuti
B 6 minuti e 20 secondi
C 6 minuti e 30 secondi
D 6 minuti e 40 secondi
E 9 minuti

76 **Atleti terrestri che gareggiassero alle olimpiadi su un pianeta alieno avente una forza di gravità pari a metà di quella terrestre avrebbero, in alcune discipline, prestazioni significativamente diverse da quelle sulla Terra. Quale delle seguenti affermazioni, relativa alle prestazioni sul pianeta alieno, NON è corretta?**

A Nel salto con l'asta l'altezza raggiunta sarebbe significativamente maggiore
B Nei 200 metri dorso il tempo segnato sarebbe significativamente maggiore
C Nel lancio del martello la distanza raggiunta sarebbe significativamente maggiore
D Nel sollevamento pesi si potrebbero alzare bilancieri di massa significativamente maggiore
E In una cronoscalata ciclistica il tempo segnato sarebbe significativamente minore

77 **Rispetto a una comune pentola chiusa, una pentola a pressione permette di cuocere i cibi in minor tempo principalmente perché:**

A la temperatura di ebollizione dell'acqua è superiore a quella che si avrebbe in una comune pentola
B l'elevata pressione fa sì che il vapor acqueo penetri più in profondità nei cibi
C il coperchio sigillato evita la dispersione di calore
D l'elevato spessore del fondo della pentola consente una migliore distribuzione del calore
E la mancata dispersione dell'acqua permette di cuocere i cibi senza bruciarli

78 **Se un circuito, formato da due resistenze R_1 e R_2, viene collegato a un generatore di tensione continua a 10 V, dissipa 20 W. Qual è una possibile configurazione del circuito?**

- **A** $R_1 = 3\ \Omega$, $R_2 = 2\ \Omega$, in parallelo
- **B** $R_1 = 2\ \Omega$, $R_2 = 2\ \Omega$, in parallelo
- **C** $R_1 = 6\ \Omega$, $R_2 = 30\ \Omega$, in parallelo
- **D** $R_1 = 10\ \Omega$, $R_2 = 10\ \Omega$, in serie
- **E** R_1 molto grande, R_2 circa $5\ \Omega$, in serie

79 **Una spira di rame è posata sul pavimento. Uno sperimentatore tiene in mano una calamita a forma di barra e ne avvicina il polo nord alla spira con movimento verticale. Si può prevedere che durante il movimento della calamita:**

- **A** il campo magnetico indotto nella spira sarà tale da attrarre la calamita
- **B** nella spira circolerà corrente
- **C** si creerà una corrente indotta se e solo se lo sperimentatore avrà cura di seguire le linee del campo magnetico terrestre
- **D** gli effetti elettromagnetici saranno trascurabili perché il rame non è un materiale ferromagnetico
- **E** la spira verrà attirata dalla calamita

80 **Un cosmonauta "galleggia" senza sforzo all'interno di una stazione spaziale che orbita intorno alla Terra a velocità angolare costante. Questo avviene principalmente perché:**

- **A** è sufficientemente lontano dalla Terra da non risentire dell'attrazione di gravità terrestre
- **B** essendo la sua velocità costante, la sua accelerazione è nulla, quindi per il secondo principio della dinamica non è soggetto a forze esterne
- **C** si muove all'interno di un veicolo ad atmosfera compensata nel quale la pressurizzazione è tale da equilibrare la forza gravitazionale
- **D** la sua accelerazione centripeta è uguale a quella della stazione spaziale
- **E** la stazione spaziale viene in realtà fatta ruotare sul suo asse per compensare la forza di attrazione gravitazionale della Terra

Soluzioni e commenti

1 L'unica coppia di termini che non rimanda allo stesso prefisso è quella dell'alternativa B. Infatti, la misofobia è la paura patologica della sporcizia e dell'inquinamento e il termine deriva dal prefisso *mysos*, che in greco significa sporco, sporcizia. La misogamia, invece, è l'odio verso il matrimonio e deriva dal prefisso greco *misos*, che indica appunto l'odio, l'avversione.

2 L'iperbole è la figura retorica che esagera, porta all'eccesso o riduce oltremisura le caratteristiche di una cosa o le qualità di una persona. L'esempio riportato, versi tratti da una lirica del poeta Camillo Sbarbaro, non è dunque corretto poiché dice che "gli alberi sono alberi" e "le case sono case", dando vita a una tautologia. La risposta esatta è la D.

3 TAC significa "Tomografia Assiale Computerizzata" e NON "Comparativa" e si riferisce alla tecnica diagnostica che sfrutta le radiazioni ionizzanti per ottenere immagini dettagliate di aree specifiche dell'organismo. Risultano invece corretti gli altri quattro acronimi proposti, anch'essi riferiti all'ambito medico-sanitario. La risposta corretta è dunque la A.

4 Dato il testo dell'esercizio, Francesca non può che essere la moglie di Mario: infatti il figlio di Mario ha come nonni i genitori di Mario (nonni paterni) oppure i genitori della moglie di Mario (nonni materni). Nel primo caso la figlia Francesca risulterebbe sorella di Mario ma ciò non è possibile in quanto il testo afferma che i genitori di Mario hanno 2 figli di cui il secondogenito è Mario (quindi il fratello o la sorella devono avere più anni di lui mentre il testo indica che Francesca ne ha 2 di meno). L'unico caso possibile è dunque il secondo: Francesca è la figlia unica dei nonni materni ed è dunque la moglie di Mario. La risposta esatta è pertanto la C.

5 Alberto afferma di essere nato ad Amsterdam, ma poiché mente sempre è possibile concludere che in realtà NON è nato ad Amsterdam. Paolo dice sempre la verità e afferma:

1) di essere nato a Pavia; da ciò si deduce che Alberto NON è nato a Pavia;

2) che Alberto gli ha riferito di essere nato a Cagliari; ma poiché Alberto mente sempre da ciò si deduce che Alberto NON è nato a Cagliari.

In conclusione, Alberto non è nato ad Amsterdam, né a Pavia, né a Cagliari e dunque può essere nato solo a Roma o Siracusa (risposta E).

6 Di nessuno spettatore (risposta A) si può dire con certezza che sia allo stesso tempo italiano, donna e amante del genere fantasy, poiché questi tre insiemi potrebbero essere tutti distinti tra loro. Infatti la somma dei 40 italiani, delle 50 donne e dei 60 che preferiscono i film di genere fantasy è inferiore al totale degli spettatori presenti al cinema (200).

7 Il fatto che Paolo vada a una festa è una condizione sufficiente, ma non necessaria, affinché ci vadano anche Giuseppe e Claudio; questi ultimi potrebbero quindi andarci anche senza Paolo (alternative A e B errate). Per lo stesso motivo è errata la C: l'assenza di Paolo alla festa di ieri non pregiudica la partecipazione di Giuseppe e Claudio (infatti la condizione è sufficiente, ma non necessaria). Non è, infine, necessariamente vera neanche l'alternativa E, in quanto non è noto il comportamento di Claudio in relazione a quello di Giuseppe. L'unica affermazione certamente vera è che se Paolo ieri è andato a una festa, sicuramente c'erano anche Giuseppe e Claudio (alternativa D soluzione del quesito).

8 Per negare che "tutti gli studenti di medicina hanno frequentato il liceo scientifico" è necessario che esista almeno uno studente di medicina (non si sa quanti, ma almeno uno, cioè uno o più di uno) che non ha frequentato il liceo scientifico (B soluzione del quesito).

9 Vittorio ha in totale 91 CD (50 di musica rock più 41 di musica jazz); se dispone 9 CD sui primi 9 ripiani del mobile porta-CD ne rimangono 10 per l'ultimo ripiano per cui esiste almeno un ripiano in cui ci sono più di 9 CD (risposta C esatta). Le alternative A, B, D ed E non sono corrette in quanto potrebbero essere vere ma potrebbero anche non esserlo (quindi non sono *sicuramente* vere come richiesto dal testo dell'esercizio).

10 Saper giocare bene e non avere più di 14 anni è condizione necessaria, ma non sufficiente per superare il provino ed entrare in una squadra di calcio. Questo significa che se non si sa giocare bene oppure si hanno più di 14 anni, non si può superare il provino, mentre se lo si è superato si deve necessariamente saper giocare bene ed avere meno di 14 anni. Poiché la condizione è necessaria, ma non sufficiente, si potrebbe anche saper giocare bene e non avere più di 14 anni ma, comunque, non superare il provino.

Risultano, quindi, compatibili le alternative A, D ed E (potrebbe non essere sufficiente saper giocare bene a calcio e avere meno di 14 anni per superare il provino e infatti Elena non lo supera in questi casi), come è compatibile la C (se Elena sa giocare bene a calcio e ha meno di 14 anni può superare il provino). Risulta invece incompatibile la B (soluzione del quesito), perché se Elena supera il provino, allora certamente deve sapere giocare bene a calcio (essendo tale condizione necessaria).

11 La risposta corretta è la C. *Intonso* significa intatto, nuovo: un libro è intonso così come un territorio è inesplorato.

12 Si tratta della classica proporzione tra parole dove occorre procedere sostituendo le diverse alternative nel testo dell'esercizio. La risposta corretta è la D. In tal caso, infatti, la relazione esistente tra i primi due termini (Parlamento e Onorevole) risulta la stessa esistente tra la terza e la quarta parola (Conclave ed Eminenza): il parlamento è il luogo in cui si riuniscono i parlamentari (onorevoli) così come il conclave indica la sala in cui si riuniscono i cardinali (eminenze) per l'elezione del papa.

13 Nell'ultimo periodo del testo si afferma che il Presidente della Repubblica può procedere allo scioglimento anticipato delle camere. In merito ai presidenti delle camere il testo afferma che essi vengono "sentiti" dal Presidente della Repubblica ma ciò non consente di dedurre che essi possano decidere di sciogliere le camere di loro iniziativa, come vorrebbe la risposta B che rappresenta dunque la soluzione.

14 Il testo dice espressamente che: "…l'aumento nominale dei prezzi è **accompagnato** da una svalutazione della moneta." Se un fenomeno accompagna l'altro significa che c'è concomitanza tra i due, dunque l'alternativa D è quella corretta.

15 Tra le cinque alternative proposte, quattro sono deducibili dal testo fornito. In particolare le soluzioni B, C e D sono esplicitamente riportate nel testo mentre l'alternativa E la si deduce dal fatto che il mercurio, citato nel testo, è un metallo pesante. La risposta esatta è dunque la A.

16 L'alternativa C mette insieme il termina *modaiolo*, il cui significato è qualcuno che segue la moda, e *modellato*, che invece si riferisce a qualcosa che è stato plasmato, foggiato o conformato a un modello preciso (non necessariamente di moda), mentre le altre quattro alternative sono composte da sinonimi. Si noti l'alternativa A: *edulcorato* significa letteralmente addolcito ma anche, in senso più ampio, smussato, attenuato.

17 Per rispondere velocemente a questa domanda bisogna fare attenzione a cosa viene prima e dopo gli spazi lasciati vuoti nel testo. La preposizione semplice "a" dopo il secondo spazio permette di escludere le alternative A, C e D dal momento che tale preposizione è incompatibile con i verbi *possiamo*, *troviamo* e *sappiamo*. Analogamente il verbo *raggiungono*, proposto dall'alternativa B nella prima lacuna del testo, non può essere seguito dalla proposizione *da*. La risposta esatta è quindi la E.

18 Anche in questo caso è possibile escludere alcune alternative facendo attenzione a cosa viene prima e dopo le lacune di testo che l'esercizio richiede di colmare. Per esempio, con riferimento alla numero (3) si possono escludere le alternative A, C e D dal momento che non risulta logico né di senso compiuto parlare di distribuzione *asimmetrica*, *storica* e *statistica* delle città. Per lo stesso tipo di ragionamento è possibile escludere l'alternativa E che propone come seconda lacuna *sagaci*, che significa astuti, intelligenti e accorti, aggettivo incompatibile con *comuni indipendenti*. La risposta corretta è quindi la B.

19 Dei cinque modi di dire basati sul termine *sangue* l'unico scorretto è quello relativo all'aggressività innata poiché la voce del sangue indica invece l'istinto, l'impulso naturale ad amare i propri familiari. La risposta esatta è la D.

20 Nella frase dell'esercizio con il termine *spread* si intende il differenziale di rendimento, in punti percentuali, tra i titoli di stato italiani e quelli tedeschi, come correttamente affermato dall'alternativa A.

21 L'unico tra i cinque termini dell'esercizio il cui prefisso non indichi *tre* è quello dell'alternativa C. Con *tribordo*, infatti, si intende il lato destro della nave, guardando verso la prua cioè la parte anteriore dell'imbarcazione. Per indicare il lato sinistro si usa invece il termine *babordo*.

22 L'unica coppia di termini antitetici che non è grammaticalmente coerente con le altre quattro è quella dell'alternativa E: *grazioso* e *goffo* sono entrambi aggettivi mentre tutte le altre coppie sono composte da due sostantivi.

23 *Etereo* significa relativo all'etere quindi incorporeo. Un suo sinonimo è impalpabile mentre il contrario è tangibile (alternativa B corretta).

24 *Avere fegato* significa essere coraggioso e un suo sinonimo è essere prode, come indica l'alternativa A. Un contrario di questa espressione è invece essere pavido e dunque la risposta corretta è la D.

25 I giacobini, insieme ai girondini e ai montagnardi, furono tra i protagonisti della Rivoluzione francese del 1789 che portò alla caduta della monarchia francese. Gli esponenti giacobini più famosi furono Danton e Robespierre. Il termine non discende dall'antichità classica, ma da un convento parigino di frati domenicani dedicato a San Giacomo dove il club, poi società, ebbe sede al momento della fondazione nell'autunno 1789. La risposta esatta è la A.

26 Risulta semplice concentrare l'attenzione sulle alternative A e C dal momento che Dario Fo è l'ultimo ad essere stato insignito del premio. La corretta successione cronologica dei Premi Nobel per la letteratura italiani è quella riportata nell'alternativa C: infatti, Grazia Deledda fu premiata nel 1926, Luigi Pirandello nel 1934, Salvatore Quasimodo nel 1959, Eugenio Montale nel 1975 e Dario Fo nel 1997. L'unico altro italiano insignito del riconoscimento è Giosue Carducci, che lo ottenne, prima ancora di Grazia Deledda, nel 1906.

27 La risposta esatta è la E. Un *head hunter* o *cacciatore di teste* è quel professionista incaricato di selezionare personale altamente specializzato per una azienda senza passare per annunci di lavoro o altre forme di ricerca del personale.

28 Il fatto che si parli di Pascoli si desume dal testo che afferma "...di ritorno in calesse da Cesena..." questo permette subito di escludere D'Annunzio, nativo di Pescara (alternativa E), e Carducci, toscano di nascita (alternativa A e D) e di concentrarsi invece su Pascoli nativo di San Mauro di Romagna.
Tra le due alternative rimaste si può scartare la C perché non esiste una raccolta che si intitoli *Canti di Romagna*, mentre è del 1903 la raccolta di scritti *Canti di Castelvecchio*, dal nome della frazione del comune di Barga (Lucca) nel quale il poeta soggiornò a lungo a scrivere e studiare.
La risposta esatta è dunque la B.

29 La proporzione dei pesi tra Tizio e Caio è 5 a 6 e, poiché il farmaco deve essere somministrato in proporzione al peso, è comodo suddividere idealmente entrambi i flaconi in 11 parti uguali tra loro: così facendo di ogni flacone verranno destinate 5 parti a Tizio e 6 parti a Caio.

Delle 22 parti complessive ne spettano quindi 12 a Caio e 10 a Tizio e dunque a Caio verrà somministrato un intero flacone (11 parti) più una delle 11 parti del secondo flacone (1/11). La risposta corretta è quindi la **E**.

30 Se Mario è nato martedì 8 febbraio e Stella mercoledì 8 marzo dello stesso anno significa che sono nati in un anno bisestile. Infatti, se così non fosse, il mese di febbraio avrebbe 28 giorni e l'8 marzo sarebbe un martedì. Tra le alternative proposte l'unico anno bisestile (divisibile per 4, con l'eccezione degli anni secolari) è il 1976 che identifica dunque nella **C** la risposta corretta.

31 Negare che "in ogni corso di medicina c'è almeno uno studente che ha superato tutti gli esami del primo anno" significa affermare che in almeno un corso di medicina non c'è almeno uno studente che ha superato tutti gli esami ossia "esiste almeno un corso in cui nessuno studente ha superato tutti gli esami". La risposta corretta è quindi la **D**.

32 Una condizione sufficiente ma non necessaria è espressa dalla forma "Se A allora B". Il testo dell'esercizio significa dunque che "se le interrogazioni terminano entro la fine del mese di maggio allora al Liceo Pitagora l'anno scolastico si conclude con una festa". Tra le alternative proposte l'unica incompatibile è quella relativa al 2008: se le interrogazioni fossero terminate a marzo avrebbe dovuto aver luogo la festa e quindi non è possibile che la festa non ci sia stata (risposta **A**).

Tutta le altre alternative sono possibili (seppur non necessariamente vere) e risultano dunque compatibili con l'affermazione di partenza.

33 L'ipotesi di partenza afferma che per ognuna delle 70 domande proposte almeno un candidato ha fornito la risposta corretta. Non è dunque possibile che tutti abbiano risposto in modo errato al quesito 47 o che almeno due quesiti abbiano ricevuto risposte errate da parte di tutti i candidati. Analogamente risulta impossibile che nessun candidato abbia fornito risposta alla domanda 53 (almeno 1 ha risposto correttamente) e che nessuno abbia risposto correttamente alla domanda 70 (nuovamente, almeno 1 candidato deve aver risposto in modo corretto). L'unica alternativa che esprime una situazione compatibile con l'ipotesi di partenza è la **C** secondo cui esiste un candidato che ha risposto in modo errato a tutte le domande (ciò non toglie che ogni domanda possa aver avuto risposta corretta da almeno 1 candidato).

34 Le guerre che portarono alla dissoluzione della Repubblica Federale Socialista Jugoslava iniziarono nel 1991 e terminarono nel 1999. Lo Stato balcanico, nato per volere di Tito nel 1945, comprendeva sei Repubbliche, tra cui la Croazia. Negli anni Ottanta del Novecento quest'ultima non era dunque uno Stato indipendente (risposta esatta **B**).

35 Il famigerato Muro di Berlino, che divideva in due la città che era stata la capitale del Terzo Reich hitleriano, è stato il simbolo della "cortina di ferro" che divideva in due l'Europa durante la guerra fredda tra il blocco americano e quello sovietico nei decenni successivi alla fine della seconda guerra mondiale. Costruito nell'estate 1961 fu abbattuto senza spargimento di sangue dai berlinesi nell'autunno 1989. La risposta esatta è la B.

36 Per tutti i nuovi nati, secondo la legislazione italiana vigente, sono obbligatorie le vaccinazioni contro la difterite, il tetano, la poliomielite e l'epatite virale B. Non lo è invece la vaccinazione contro la parotite, malattia infettiva acuta contagiosa che colpisce le parotidi (ghiandole salivari), comunemente nota come "orecchioni" (risposta esatta D). Per gli adulti, sono previste vaccinazioni obbligatorie solo per alcune categorie lavorative della popolazione (per esempio l'antitetanica per gli operatori ecologici e l'antitubercolare per il personale sanitario).

37 La celiachia è una grave intolleranza al glutine o più esattamente alla gliadina, che è la componente alcool-solubile del glutine presente in tutti i principali cereali tranne l'avena. La risposta esatta è dunque la A.

38 Nella seconda riga del testo si afferma che "...la neurofisiologia moderna **potrà** spiegare meglio in futuro" ovvero che al momento non lo ha ancora fatto e quindi in completa antitesi con ciò che viene affermato nell'alternativa C che è dunque la risposta corretta.

39 Si nota che diverse alternative proposte richiamano esplicitamente termini citati nel testo dell'esercizio. In realtà, relativamente all'espressione "bilancio negativo" a cui si riferisce la domanda, la risposta è la E (energia) e ciò si desume in particolare dall'ultima riga del testo dove si dice precisamente: "...per soddisfare le richieste di **energia** quando l'animale è in bilancio negativo".

40 *Fallace* è un aggettivo che deriva dal latino e indica ciò che può trarre in inganno, è frutto di false illusioni oppure non corrisponde alle aspettative. Sinonimi di fallace sono ingannevole, illusorio e falso (alternativa corretta B).

41 I mitocondri sono organelli presenti solo nelle cellule eucariotiche (alternativa B corretta), considerati semiautonomi poiché contengono un proprio DNA e ribosomi (D corretta). Sede della respirazione cellulare e quindi della fosforilazione ossidativa (A corretta), i mitocondri raccolgono e integrano i vari segnali apoptotici, proteine che li portano alla distruzione e alla conseguente liberazione nel citoplasma di fattori che degradano il DNA (C corretta); sono delimitati da una membrana doppia di cui quella interna è selettivamente permeabile, pertanto gli ioni come H^+ non possono attraversarla liberamente ma per farlo si servono di pompe proteiche: risponde esattamente al quesito l'alternativa E.

42 Il cAMP, adenosinamonofosfato ciclico, è un composto che viene sintetizzato a partire dall'ATP. Negli eucarioti interviene come secondo messaggero di ormoni peptidici, che non essendo liposolubili, non attraversano la membrana cellulare ma si legano a un recettore superficiale della cellula target. Il legame ormone-recettore stimola la produzione del cAMP che quindi trasmette il segnale ormonale all'interno della cellula.

Nei batteri invece il cAMP è coinvolto nella trasmissione di segnali legati alla presenza di nutrienti. In entrambi i casi la molecola funge da segnale pertanto la risposta esatta è la C.

43 I nomi degli scienziati Jacques Monod e Francois Jacob sono legati alla definizione del meccanismo di regolazione dell'espressione genica nei procarioti, che descrissero, nella metà del secolo scorso, come "modello dell'operone".

Pochi anni dopo, la definizione dell'operone lattosio (*lactose* in inglese, da cui *lac*), un classico esempio di operone inducibile, li portò a vincere il premio Nobel, che condivisero con un terzo ricercatore, André Lwoff, anch'egli francese.

La risposta esatta è pertanto la E.

44 In seguito al completo sequenziamento del genoma umano è stato scoperto che solo una piccola parte di questo codifica per proteine, mentre in gran parte è costituito di DNA con funzioni non ancora note e di trasposoni. Questi sono elementi mobili, che possono spostarsi tra i cromosomi poiché codificano per l'enzima trasposasi che consente loro di saltare qua e là sul genoma.

Questi loro spostamenti possono essere talvolta origine di mutazioni e perciò legati alla comparsa di tumori. Non sono affatto coinvolti nei meccanismi di trasformazione batterica, processo che prevede uno scambio di materiale genetico tra cellule batteriche grazie alla variazione temporanea di permeabilità della membrana. L'alternativa B non completa correttamente la frase riportata dal quesito ed è la risposta esatta.

45 I caratteri legati ai cromosomi sessuali seguono meccanismi di trasmissione peculiari. Il quesito si riferisce a un carattere recessivo legato al cromosoma X. Ricordando che il sesso femminile è XX e il maschile è XY, che un carattere recessivo nelle femmine si manifesta solo se omozigoti, mentre nei maschi si manifesta ogni volta che è presente nel genotipo, e che le femmine eterozigoti sono portartici sane, si può rispondere D al quesito. Infatti, non è vero che il fenotipo recessivo compare solo nei maschi poiché abbiamo appena visto che compare anche nelle femmine omozigoti.

46 La mioglobina è una proteina che si trova nei muscoli dove ha funzione di trasportare e immagazzinare ossigeno. La sua struttura è simile a quella dell'emoglobina, tuttavia è formata da una sola catena polipeptidica (non quattro), e ha solo un gruppo eme: ciò nonostante è dotata di affinità per l'ossigeno maggiore rispetto all'emoglobina.

Pertanto risponde esattamente al quesito l'alternativa A.

47 Secondo la teoria menzionata dal quesito, gli attuali mitocondri e cloroplasti sarebbero discendenti di primitive cellule procariotiche che sarebbero state inglobate dall'antenato della cellula eucariotica, instaurando con quest'ultimo una relazione simbiotica talmente efficace che si è mantenuta nel tempo originando le cellule eucariotiche animali e vegetali così come le conosciamo oggi.

Risposta esatta C.

48 La pleiotropia è il fenomeno in base al quale un singolo gene determina effetti fenotipici multipli, ovvero quanto riportato dall'alternativa E che costituisce la risposta esatta al quesito.

49 Il quesito richiede di individuare l'unica affermazione inesatta riferita al ciclo di Krebs. Questa via metabolica è detta anche ciclo degli acidi tricarbossilici o ciclo dell'acido citrico: quest'ultima definizione ci permette di considerare corretta l'alternativa C che non costituisce quindi risposta esatta al quesito.

Nel corso del ciclo di Krebs si producono ATP e anidride carbonica; anche le alternative A ed E sono quindi da escludere. Dato che questa via metabolica comporta reazioni di ossidazione, si producono $FADH_2$ e NADH; si deduce che l'alternativa B fa riferimento a un processo che avviene durante il ciclo di Krebs; la D, invece, no perché accade proprio il contrario: NAD^+ viene ridotto a NADH.
La D è quindi la risposta corretta.

50 La risposta esatta al quesito è indicata dall'alternativa D. Nelle cellule somatiche di una femmina, ovvero tutte le cellule del corpo esclusi i gameti, si può trovare una massa compatta e molto spiralizzata di cromatina (inattiva trascrizionalmente) definita anche "cromatina sessuale" che riguarda uno dei due cromosomi X: questa morfologia, che rende la X inattiva, si può osservare al microscopio in cellule in interfase.

51 I tre foglietti embrionali, da cui avranno origine tutti i tessuti del futuro organismo adulto, completano la loro formazione al termine della gastrulazione, quando si può osservare la gastrula a tre strati (risposta esatta E). Analizzando le alternative si possono mettere nella corretta sequenza temporale in cui si susseguono: zigote (cellula uovo fecondata), morula, blastula, gastrula e feto.

52 Quattro delle cinque alternative sono riferite a specializzazioni del tessuto connettivo: A, C, D ed E infatti sono forme particolari che può assumere il connettivo, tessuto che in generale ha funzioni di riempimento e sostegno.

Il tessuto epiteliale invece, se classificato in base alla funzione, si suddivide in epitelio di rivestimento, ghiandolare e sensoriale. Le cellule sensoriali che si trovano nelle vie aeree nasali, le cellule olfattive, fanno parte proprio di un tessuto epiteliale di tipo sensoriale: risposta esatta B.

53 Il cuore è dotato di contrazione involontaria e autoritmica, ciò significa che lo stimolo a contrarsi origina dal cuore stesso in una zona situata nella parete dell'atrio destro chiamata nodo seno-atriale. Da qui lo stimolo si propaga agli atri e poi al nodo atrioventricolare, un'area che separa gli atri dai ventricoli. Lo stimolo si propaga da questo nodo ai ventricoli mediante un fascio di fibre detto fascio di His, costituito da cellule particolari che prendono il nome di fibre di Purkinje o fibre giganti, per le dimensioni maggiori rispetto alle altre cellule che formano i nodi. Si deduce che il nodo senoventricolare è una struttura che non esiste; pertanto l'alternativa D risponde correttamente al quesito.

54 Tra gli elementi figurati del sangue si annoverano eritrociti (globuli rossi), leucociti (globuli bianchi) e piastrine. Considerando l'ordine di grandezza, possiamo affermare che i globuli rossi sono presenti in numero di 4,5-5 milioni per millimetro cubo, mentre i globuli bianchi sono solo alcune migliaia: pertanto la differenza è di un fattore 10^{-3}, come riportato dall'alternativa C.

55 Timo, milza, tonsille e placche di Peyer sono i cosiddetti organi linfoidi, coinvolti, oltre ai linfonodi, nei processi di filtrazione della linfa.
Il glomerulo invece fa parte dell'unità funzionale del sistema escretore, il nefrone, pertanto è l'alternativa A che risponde esattamente alla domanda.

56 Il fatto che nella prole compaia un fenotipo non presente nei genitori (il colore giallo) e con frequenza diversa tra i sessi ci fa supporre di essere di fronte a un caso di eredità legata al sesso (la B e la C sono quindi da scartare).
La presenza di figlie femmine tutte di colore bruno, e di figli maschi metà bruni e metà gialli, ci fa affermare che l'allele per il colore giallo si trova sul cromosoma X ed è di tipo recessivo (risposta esatta E). Se si trovasse sul cromosoma Y allora il genitore maschio dovrebbe essere giallo (invece è bruno); se fosse sulla X e dominante, allora dovrebbe comparire nel fenotipo del genitore femmina e di tutta la prole femminile (che invece è tutta di colore bruno).

57 I geni omeotici sono attivi durante lo sviluppo embrionale dove hanno il compito di controllare il piano di sviluppo di un organismo determinando la formazione di specifiche parti del corpo e intervenendo sul "quando", sul "dove" e sul "come" una certa parte di tessuto debba diventare una struttura specifica.
La risposta esatta è quindi la B, che definisce esattamente i geni omeotici.

58 I trigliceridi insaturi, molecole che fanno parte della classe dei lipidi, sono sintetizzati a partire da acidi grassi insaturi, in cui cioè esistono legami doppi tra gli atomi di carbonio. Risposta esatta C.

59 Il solfato di ammonio è un sale formato dal catione ammonio (NH_4^+) e dall'anione solfato (SO_4^{2-}). Dato che ogni ione ammonio ha una carica positiva e ogni ione solfato due cariche negative, sono necessari due ioni ammonio per bilanciare la carica di un anione solfato; la formula sarà quindi $(NH_4)_2SO_4$. Si deduce che una unità formula di solfato di ammonio contiene 8 atomi di idrogeno; risposta B.

60 Un'acqua è definita "dura" quando è ricca di sali, in particolare sali di calcio e di magnesio; risposta D.

61 Una soluzione di ammoniaca (NH_3) 0,02 M contiene 0,02 moli di ammoniaca in 1 litro di soluzione, quindi in 500 ml saranno contenute 0,01 moli di questa sostanza. Dato che per l'ammoniaca P.M. = 17, una mole pesa 17 g, per calcolare a quanti grammi corrispondono 0,01 moli è sufficiente risolvere la proporzione seguente:

$$1\text{ mol} : 17\text{ g} = 0{,}01\text{ mol} : x$$

da cui:

$$x = \frac{17\text{ g} \cdot 0{,}01\text{ mol}}{1\text{ mol}} = 0{,}17\text{ g}$$

500 ml di una soluzione 0,02 M di ammoniaca contengono 0,17 g di questa sostanza; risposta A.

62 Sciogliendo 5,4 g di NaCl in 535,6 g di acqua, si ottengono 541 g di soluzione. La concentrazione percentuale in massa indica il numero di grammi di soluto contenuti in 100 grammi di soluzione. Si calcola con la formula:

$$\% \text{ m/m} = \frac{\text{massa soluto (g)}}{\text{massa soluzione (g)}} \cdot 100$$

Nel caso proposto sarà: $\% \text{ m/m} = \frac{5,4 \text{ g}}{541 \text{ g}} \cdot 100 = 1$

La risposta corretta è la B.

63 Il gruppo COOC interno alla formula proposta indica che si tratta di un estere, cioè un composto che deriva da una reazione di condensazione fra un gruppo carbossilico e un gruppo ossidrilico: risposta D.

64 Il cicloesanone è un composto ciclico a sei atomi di carbonio (come si deduce dal prefisso *esa-*). La desinenza *-one*, tipica dei chetoni, indica che il cicloesanone appartiene a questa classe di composti.
Si tratta quindi di un chetone ciclico a sei atomi di carbonio; risposta C.

65 In un'equazione chimica bilanciata ogni elemento compare con lo stesso di numero di atomi sia nei reagenti che nei prodotti. Prendendo in considerazione le combinazioni di coefficienti proposte, si deduce che questa condizione è soddisfatta solo dall'alternativa E, secondo la quale:

$$2\, C_6H_6 + 15\, O_2 \rightarrow 12\, CO_2 + 6\, H_2O$$

In questa equazione compaiono infatti, sia nei reagenti che nei prodotti, 12 atomi di carbonio, 30 atomi di ossigeno e 12 atomi di idrogeno.

66 Il numero di ossidazione dello ione Ag^+, corrispondente alla sua carica, è +1; il numero di ossidazione di qualsiasi specie chimica allo stato elementare è invece 0. Quando lo ione Ag^+ si trasforma in atomi del metallo (Ag) il suo numero di ossidazione passa da +1 a 0, perché ogni atomo accetta un elettrone.
Una specie chimica che accetta elettroni si riduce, e si comporta da ossidante; risposta C.

67 La massa del cloro (PA_{Cl}) si calcola tenendo conto della massa dei diversi isotopi e della loro abbondanza relativa.

$$PA_{Cl} = (34,96 \text{ u.m.a.} \cdot 0,75) + (36,96 \text{ u.m.a.} \cdot 0,25) = 35,46 \text{ u.m.a.}$$

I dati proposti dal quesito permettono di calcolare per il cloro la massa di 35,46 u.m.a.; risposta B.

68 Il fosfato di magnesio è un sale formato dall'anione fosfato (PO_4^{3-}) e dal catione magnesio (Mg^{2+}). Per neutralizzare le cariche positive e negative sono necessari due ioni fosfato ogni tre ioni magnesio; la formula di questo sale sarà quindi $Mg_3(PO_4)_2$. Ogni unità formula contiene 3 atomi di Mg, 2 atomi di P e 8 atomi di O, come indicato dall'alternativa E.

69 La concentrazione molare (M) indica il numero di moli contenute in un litro di soluzione e si calcola con la formula seguente:

$$M = \frac{n\ (\text{mol})}{V\ (\text{l})}$$

dove n è il numero di moli di soluto e V il volume della soluzione.

Nel caso proposto avremo per la prima soluzione:

$$M = \frac{n\ (\text{mol})}{V\ (\text{l})} = \frac{0,50\ \text{mol}}{0,25\ \text{l}} = 2\ \text{mol/l}$$

e per la seconda $M = \frac{n\ (\text{mol})}{V\ (\text{l})} = \frac{0,20\ \text{mol}}{0,10\ \text{l}} = 2\ \text{mol/l}$

Le due soluzioni hanno la stessa concentrazione; risposta **C**.

70 Rivalutare la rendita catastale di un immobile del 5% significa aumentarne il valore di tale percentuale, moltiplicandone il valore per 105/100 = 1,05.

La base di partenza per il calcolo dell'IMU si può ottenere quindi moltiplicando la rendita catastale per 1,05 e poi per 160.

Allo stesso risultato si può giungere in un solo passaggio moltiplicando direttamente la rendita catastale per il fattore $c = 1{,}05 \cdot 160 = 168$ (risposta **C**).

Si noti che per rispondere a questa domanda non è necessaria alcuna competenza fiscale.

71 Per ciascun dado la probabilità di ottenere un numero pari è 1/2 in quanto si hanno 3 casi favorevoli (i 3 numeri pari 2, 4 e 6) su 6 casi totali (i 6 numeri da 1 a 6). I lanci sono eventi indipendenti per cui la probabilità di ottenere cinque numeri pari è data dal prodotto delle probabilità dei singoli eventi, ossia:

$$P(5\ \text{numeri pari}) = 1/2 \cdot 1/2 \cdot 1/2 \cdot 1/2 \cdot 1/2 = 1/32$$

La risposta esatta è pertanto la **E**.

72 La relazione $f(-x) = -f(x)$ definisce, per ogni numero reale x, una funzione dispari. Tra le alternative date l'unica funzione dispari è la **E**: $\text{sen}^3(x)$. Infatti il seno è una funzione dispari (come la tangente), mentre il coseno è una funzione pari.

La funzione $\text{sen}^3(x)$, il cui grafico è mostrato nel disegno successivo, è dispari in quanto prodotto di tre funzioni dispari: $\text{sen}^3(x) = \text{sen}(x) \cdot \text{sen}(x) \cdot \text{sen}(x)$.

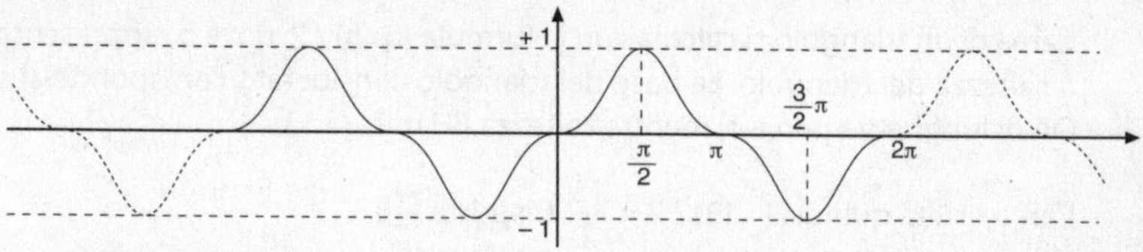

73 Un quadrato perfetto è un numero intero che può essere espresso come il quadrato di un altro numero intero. L'alternativa corretta è la B, in quanto 800 **non** può essere espresso come il quadrato di un numero intero; la sua scomposizione è infatti:

$$800 = 8 \cdot 100 = 2^3 \cdot 10^2$$

I numeri presenti nelle altre alternative sono invece quadrati perfetti:

- $256 = 2^8 = 16^2$
- $10.000 = 10^4 = 100^2$
- $12 \cdot 27 = (4 \cdot 3) \cdot (3 \cdot 9) = 4 \cdot 9 \cdot 9 = 2^2 \cdot 9^2 = (2 \cdot 9)^2 = 18^2$
- $11 \cdot 44 = 11 \cdot (11 \cdot 4) = 11^2 \cdot 2^2 = (11 \cdot 2)^2 = 22^2$

74 Si disegna nel piano cartesiano il triangolo di vertici O(0; 0), A(0; 1) e B(13; 12).

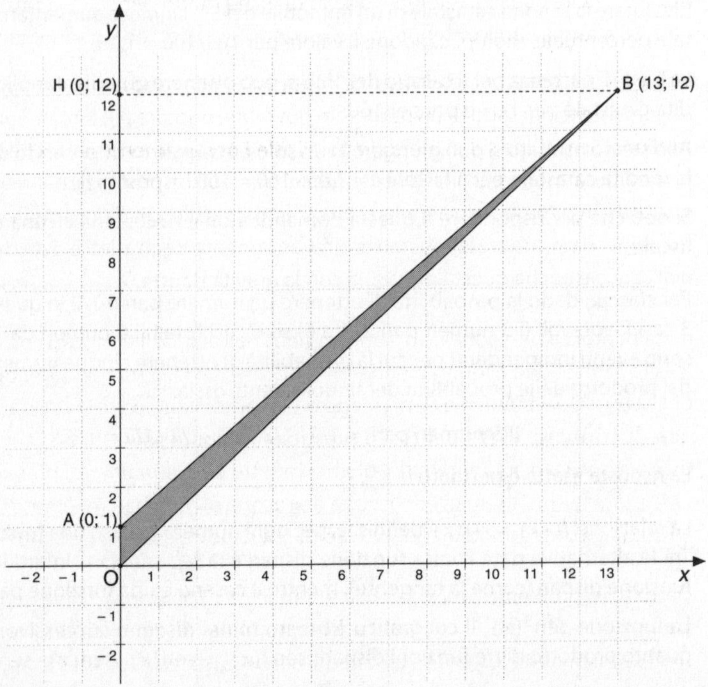

L'area di un triangolo si calcola con la formula $(b \cdot h) / 2$, dove b rappresenta la base e h l'altezza del triangolo. La base del triangolo considerato corrisponde al segmento OA di lunghezza pari a 1, mentre l'altezza BH misura 13.

L'area risulta quindi $(1 \cdot 13) / 2 = \frac{13}{2}$ (risposta E).

75 Se la velocità del ciclista è pari a 9 km/h, egli in 1 ora percorre 9 km. Quindi il tempo impiegato a percorrere 1 km è pari alla nona parte di 1 h. Convertendo in secondi (1 h = 60 minuti = 3600 secondi) si ottiene:

3600/9 secondi = 400 secondi = 6 minuti e 40 secondi.

La risposta corretta è la **D**.

76 È importante osservare che si tratta di atleti **terrestri** che gareggiano su un altro pianeta. Sono cioè atleti che normalmente vivono e si allenano sulla Terra e quindi il loro sviluppo muscolare è maggiore di quello che si avrebbe se vivessero nel pianeta alieno con gravità ridotta. Per questo motivo alcune loro prestazioni sportive nel pianeta a gravità ridotta risultano incrementate rispetto a quelle misurabili sulla Terra. Tra queste il salto con l'asta, il lancio del martello, il sollevamento pesi e la cronoscalata ciclistica, nelle quali gli atleti devono in qualche modo "vincere" la forza gravitazionale. Le affermazioni contenute nelle risposte **A**, **C**, **D** ed **E** sono quindi corrette.

Non è invece corretta l'affermazione contenuta nella risposta **B**. Non vi sono infatti ragioni fisiche per le quali un nuotatore dovrebbe nuotare più lentamente nel pianeta alieno. Si noti che sul pianeta alieno gli atleti pesano meno ma anche l'acqua della piscina pesa meno e, conseguentemente, diminuisce proporzionalmente anche la spinta di Archimede: i due effetti si bilanciano e il galleggiamento degli atleti nell'acqua è invariato. Inoltre la resistenza all'avanzamento degli atleti è data dalla viscosità dell'acqua e anche questa non varia con la gravità ridotta.

77 Nella pentola a pressione i cibi sono immersi nell'acqua. Il tempo di cottura di un alimento immerso in acqua dipende principalmente dalla temperatura di ebollizione dell'acqua. Quest'ultima è tanto maggiore quanto maggiore è la pressione a cui l'acqua è sottoposta. Nella pentola a pressione il vapore sovrastante l'acqua non può uscire e non può aumentare di volume: l'effetto è un aumento di pressione. Questo fa sì che la temperatura di ebollizione dell'acqua diventi ben maggiore di 100 °C e la cottura sia conseguentemente più rapida. La risposta esatta è pertanto la **A**.

78 Dai dati del problema conosciamo la tensione ΔV e la potenza P dissipata. Dall'effetto Joule sappiamo che $P = \Delta V \cdot i$; sostituendo nella relazione i valori noti si ottiene $i = 2$ A. Chiamando R_{eq} la resistenza equivalente al sistema, possiamo applicare la prima legge di Ohm:

$$\Delta V = Ri$$

da cui si ricava:

$$R_{eq} = 5\ \Omega$$

Le due resistenze R_1 e R_2 si possono collegare in serie ($R_{eq} = R_1 + R_2$) oppure in parallelo ($1/R_{eq} = 1/R_1 + 1/R_2$). Sostituendo i valori a disposizione si trova che l'unico caso in cui una delle due relazioni è soddisfatta è il collegamento in parallelo delle resistenze da 6 Ω e 30 Ω (risposta C).

79 Quando cambia il flusso del campo magnetico attraverso la superficie di una spira si origina, per la legge di Faraday – Neumann, una corrente elettrica indotta nella spira. Il flusso può variare perché cambia la superficie attraversata dal campo magnetico o perché varia nel tempo l'intensità del campo magnetico che attraversa la spira. Nel caso in esame, avvicinando alla spira la calamita che genera il campo magnetico, si ha una variazione del flusso che la attraversa e quindi si ha induzione di corrente elettrica nella spira.
La risposta esatta è quindi la B.

80 Possiamo approssimare il moto di una stazione orbitante a un moto circolare uniforme intorno al centro della Terra. In questo tipo di moto l'unica accelerazione a cui sono soggetti i corpi è l'accelerazione centripeta. Nel caso della stazione orbitante e dell'astronauta, tale accelerazione è garantita dall'attrazione di gravità della Terra (unica forza esterna a cui è soggetta la stazione spaziale).
Rispetto ai corpi che si trovano sulla superficie della Terra, l'astronauta e la stazione spaziale in orbita sono soggetti a una accelerazione gravitazionale di intensità lievemente minore (la loro distanza dal centro della Terra è infatti lievemente maggiore) ma tutt'altro che nulla (il raggio della Terra è pari a 6.400 km e la stazione spaziale orbita a poche centinaia di km di distanza dalla superficie terrestre); è proprio grazie a tale accelerazione che astronauta e stazione spaziale rimangono "ancorati" sull'orbita circolare.
Dato che l'astronauta e la stazione orbitante sono costantemente soggetti alla stessa accelerazione, i due corpi si muovono esattamente nello stesso modo: entrambi dello stesso moto circolare uniforme; non v'è quindi ragione per cui l'astronauta debba sentirsi "schiacciare" contro una parete o l'altra della stazione spaziale. La risposta corretta è quindi la D.

Leggi e decreti sul numero programmato

LEGGE 2 agosto 1999, n. 264
NORME IN MATERIA DI ACCESSI AI CORSI UNIVERSITARI
GU n. 183 del 6-8-1999

Art. 1

1. Sono programmati a livello nazionale gli accessi:

a) ai corsi di laurea in medicina e chirurgia, in medicina veterinaria, in odontoiatria e protesi dentaria, in architettura, nonché ai corsi di diploma universitario, ovvero individuati come di primo livello in applicazione dell'articolo 17, comma 95, della legge 15 maggio 1997, n. 127, e successive modificazioni, concernenti la formazione del personale sanitario infermieristico, tecnico e della riabilitazione ai sensi dell'articolo 6, comma 3, del decreto legislativo 30 dicembre 1992, n. 502, e successive modificazioni, in conformità alla normativa comunitaria vigente e alle raccomandazioni dell'Unione europea che determinano standard formativi tali da richiedere il possesso di specifici requisiti;

b) ai corsi di laurea in scienza della formazione primaria e alle scuole di specializzazione per l'insegnamento secondario, di cui, rispettivamente, all'articolo 3, comma 2, e all'articolo 4, comma 2, della legge 19 novembre 1990, n. 341;

c) ai corsi di formazione specialistica dei medici, disciplinati ai sensi del decreto legislativo 8 agosto 1991, n. 257;

d) alle scuole di specializzazione per le professioni legali, disciplinate ai sensi dell'articolo 16 del decreto legislativo 17 novembre 1997, n. 398;

e) ai corsi universitari di nuova istituzione o attivazione, su proposta delle università e nell'ambito della programmazione del sistema universitario, per un numero di anni corrispondente alla durata legale del corso.

Art. 2

1. Sono programmati dalle università gli accessi:

a) ai corsi di laurea per i quali l'ordinamento didattico preveda l'utilizzazione di laboratori ad alta specializzazione, di sistemi informatici e tecnologici o comunque di posti-studio personalizzati;

b) ai corsi di diploma universitario, diversi da quelli di cui all'articolo 1, comma 1, lettera a), per i quali l'ordinamento didattico prevede l'obbligo di tirocinio come parte integrante del percorso formativo, da svolgere presso strutture diverse dall'ateneo;

c) ai corsi o alle scuole di specializzazione individuate dai decreti attuativi delle disposizioni di cui all'articolo 17, comma 95, della legge 15 maggio 1997, n. 127, e successive modificazioni.

2. Sono programmati dall'università di Trieste gli accessi al corso di laurea in scienze internazionali e diplomatiche con sede in Gorizia, in ragione dei particolari compiti di collaborazione transfrontaliera e internazionale adempiuti da tale corso.

Art. 3

1. Il ministro dell'Università e della ricerca scientifica e tecnologica, nell'emanazione e nelle modificazioni del regolamento di cui all'articolo 9, comma 4, della legge 19 novembre 1990, n. 341, come modificato dall'articolo 17, comma 116, della legge 15 maggio 1997, n.127, si conforma alle disposizioni di cui agli articoli 1 e 2 della presente legge e si attiene ai seguenti principi e criteri direttivi:

a) determinazione annuale, per i corsi di cui all'articolo 1, comma 1, lettere a) e b), del numero di posti a livello nazionale con decreto del ministro dell'Università e della ricerca scientifica e tecnologica, sentiti gli altri ministri interessati, sulla base della valutazione dell'offerta potenziale del sistema universitario, tenendo anche conto del fabbisogno di professionalità del sistema sociale e produttivo;

b) ripartizione dei posti di cui alla lettera a) tra le università, con decreto del ministro dell'Università e della ricerca scientifica e tecnologica, tenendo conto dell'offerta potenziale comunicata da ciascun ateneo e dell'esigenza di equilibrata attivazione dell'offerta formativa sul territorio;

c) determinazione da parte delle università dei posti relativi ai corsi di cui all'articolo 1, comma 1, lettera e), nonché di cui all'articolo 2, previa valutazione della propria offerta potenziale;

d) previsione di attività di informazione e orientamento degli studenti da parte degli atenei e del ministero dell'Università e della ricerca scientifica e tecnologica, introduzione graduale dell'obbligo di preiscrizione alle università, monitoraggio e valutazione da parte del citato Ministero dell'offerta potenziale degli atenei.

2. La valutazione dell'offerta potenziale, al fine di determinare i posti disponibili di cui alle lettere a), b) e c) del comma 1, è effettuata sulla base:

a) dei seguenti parametri:
   1) posti nelle aule;
   2) attrezzature e laboratori scientifici per la didattica;
   3) personale docente;
   4) personale tecnico;
   5) servizi di assistenza e tutorato;

b) del numero dei tirocini attivabili e dei posti disponibili nei laboratori e nelle aule attrezzate per le attività pratiche, nel caso di corsi di studio per i quali gli ordinamenti didattici prevedono l'obbligo di tirocinio come parte integrante del percorso formativo, di attività tecnico-pratiche e di laboratorio;

c) delle modalità di partecipazione degli studenti alle attività formative obbligatorie, delle possibilità di organizzare, in più turni, le attività didattiche nei laboratori e nelle aule attrezzate, nonché dell'utilizzo di tecnologie e metodologie per la formazione a distanza.

Art. 4

1. L'ammissione ai corsi di cui agli articoli 1 e 2 è disposta dagli atenei previo superamento di apposite prove di cultura generale, sulla base dei programmi della scuola secondaria superiore, e di accertamento della predisposizione per le discipline oggetto dei corsi medesimi, con pubblicazione del relativo bando almeno sessanta giorni prima della loro effettuazione, garantendo altresì la comunicazione dei risultati entro i quindici giorni successivi allo svolgimento delle prove stesse. Per i corsi di cui all'articolo 1, comma 1, lettere a) e b), il ministro dell'Università e della ricerca scientifica e tecnologica determina con proprio decreto modalità e contenuti delle prove di ammissione, senza oneri aggiuntivi per il bilancio dello Stato.

2. I requisiti di ammissione alle tipologie di corsi e titoli universitari, da istituire con le procedure di cui all'articolo 17, comma 95, della legge 15 maggio 1997, n. 127, e successive modificazioni, in aggiunta o in sostituzione a quelli previsti dagli articoli 1, 2, 3, comma 1, e 4, comma 1, della legge 19 novembre 1990, n. 341, sono determinati dai decreti di cui al citato articolo 17, comma 95, della legge n. 127 del 1997, i quali comunque non possono introdurre fattispecie di corsi ad accesso programmato ulteriori rispetto a quanto previsto dalla presente legge.

Art. 5

1. Sono regolarmente iscritti ai corsi universitari per il rilascio dei titoli di cui all'articolo 1, comma 1, lettere a) e b), della legge 19 novembre 1990, n. 341, gli studenti nei confronti dei quali i competenti organi di giurisdizione amministrativa, anteriormente alla data di entrata in vigore della presente legge, abbiano emesso ordinanza di sospensione dell'efficacia di atti preclusivi della iscrizione ai predetti corsi. Sono validi ai sensi e per gli effetti della legislazione universitaria gli esami sostenuti dagli studenti di cui al presente articolo.

2. Sono altresì regolarmente iscritti ai corsi universitari di cui al comma 1 gli studenti che siano stati comunque ammessi dagli atenei alla frequenza dei corsi dell'anno accademico 1998-1999 entro il 31 marzo 1999.

3. Le disposizioni di cui all'articolo 1, comma 1, lettera e), acquistano efficacia a decorrere dall'anno accademico 2000-2001.

4. Fino alla data di entrata in vigore di specifiche modificazioni del regolamento adottato con decreto del ministro dell'Università e della ricerca scientifica e tecnologica 21 luglio 1997, n. 245, pubblicato nella Gazzetta Ufficiale n. 175 del 29 luglio 1997, le università determinano i posti per i corsi di cui all'articolo 2, comma 1, lettera a), e comma 2, conformandosi ai criteri di cui all'articolo 3, comma 2, e disponendo prove d'ammissione ai sensi dell'articolo 4, comma 1.

La presente legge, munita del sigillo dello Stato, sarà inserita nella Raccolta ufficiale degli atti normativi della Repubblica italiana. È fatto obbligo a chiunque spetti di osservarla e di farla osservare come legge dello Stato.

Data a Roma, addì 2 agosto 1999

CIAMPI

D'ALEMA, presidente del Consiglio dei Ministri

ZECCHINO, ministro dell'Università e della ricerca scientifica e tecnologica

Il numero di posti disponibili per l'immatricolazione ai singoli corsi universitari deve quindi essere reso noto dalle singole università attraverso la pubblicazione di apposito bando almeno sessanta giorni prima della data di svolgimento della prova.

Inoltre, come indicato nel comma 1 dell'articolo 4 della legge sopra riportata, il Ministero emana annualmente con proprio decreto le modalità e i contenuti delle prove di ammissione. A titolo indicativo si riporta il decreto del 30 giugno 2016 relativo all'anno accademico 2016-2017.

Modalità e contenuti prove di ammissione corsi di laurea e laurea magistrale a ciclo unico ad accesso programmato a livello nazionale a.a. 2016-17

Articolo 1

(Disposizioni generali)

1. Per l'anno accademico 2016-2017, l'ammissione dei candidati ai corsi di laurea di cui all'articolo 1, comma 1, lettera a) della legge 2 agosto 1999, n.264, previo accreditamento dei corsi stessi ai sensi del DM 47/2013 citato in premessa, avviene a seguito di superamento di apposita prova sulla base delle disposizioni di cui al presente decreto.

Articolo 2

(Prova di ammissione ai corsi di laurea magistrale in medicina e chirurgia e in odontoiatria e protesi dentaria)

1. La prova di ammissione ai corsi di laurea magistrale in Medicina e Chirurgia e in Odontoiatria e Protesi dentaria, alla quale partecipano i candidati comunitari, i candidati non comunitari di cui all'articolo 39, comma 5, del d.l. n.286/1998 citato in premessa e i candidati non comunitari residenti all'estero, è unica per entrambi i corsi ed è di contenuto identico in tutte le sedi in cui si svolge la prova. Essa è predisposta dal Ministero dell'istruzione, dell'università e della ricerca (MIUR) avvalendosi di soggetti con comprovata competenza in materia, individuati nel rispetto dei principi di imparzialità, trasparenza e riservatezza, tenuti al più rigoroso rispetto del segreto professionale e d'ufficio e di una commissione di esperti, costituita con il decreto ministeriale n. 312/2016 citato in premessa, per la validazione delle domande.
2. La prova di ammissione consiste nella soluzione di sessanta quesiti che presentano cinque opzioni di risposta, tra cui il candidato ne deve individuare una soltanto, scartando le conclusioni errate, arbitrarie o meno probabili, su argomenti di: cultura generale e ragionamento logico; biologia; chimica; fisica e matematica. Sulla base dei programmi di cui all'allegato A, che costituisce parte integrante del presente decreto, vengono predisposti: due (2) quesiti di cultura generale, venti (20) di ragionamento logico, diciotto (18) di biologia, dodici (12) di chimica e otto (8) di fisica e matematica.
3. La prova di ammissione ha inizio alle ore 11.00 e per il suo svolgimento è assegnato un tempo di 100 minuti.
4. Le procedure relative allo svolgimento della prova sono indicate nell'allegato 1, che costituisce parte integrante del presente decreto.
5. I candidati allievi della Scuola Superiore S.Anna di Pisa che intendono avvalersi della riserva di posti prevista nella convenzione stipulata con l'Università di Pisa, devono superare la prova di ammissione al corso di laurea magistrale in Medicina e Chirurgia in una delle sedi universitarie statali con un punteggio pari o superiore a quello dell'ultimo avente titolo all'immatricolazione nell'Università di Pisa all'atto del primo scorrimento della graduatoria.

Articolo 3

(Corso di laurea magistrale in Medicina e Chirurgia in lingua inglese)

1. Le modalità, i contenuti della prova di accesso e i posti disponibili per i corsi di laurea magistrale a ciclo unico in Medicina e Chirurgia in lingua inglese sono definiti con specifico Decreto del Ministro dell'Istruzione, dell'Università e della Ricerca.

Articolo 4

(Prova di ammissione ai corsi di laurea magistrale in Medicina Veterinaria)

1. La prova di ammissione ai corsi di laurea in Medicina Veterinaria, alla quale partecipano i candidati comunitari, i candidati non comunitari di cui all'articolo 39, comma 5, del d.l. n. 286/1998 citato in premessa e i candidati non comunitari residenti all'estero, è unica per entrambi i corsi ed è di contenuto identico in tutte le sedi di prova. Essa è predisposta dal Ministero dell'istruzione, dell'università e della ricerca (MIUR) avvalendosi di soggetti con comprovata competenza in materia, individuati nel rispetto dei principi di imparzialità, trasparenza e riservatezza, tenuti al più rigoroso rispetto del segreto professionale e d'ufficio e di una commissione di esperti, costituita con il decreto ministeriale n. 312/2016 citato in premessa, per la validazione delle domande.
2. La prova di ammissione consiste nella soluzione di sessanta quesiti che presentano cinque opzioni di risposta, tra cui il candidato ne deve individuare una soltanto, scartando le conclusioni errate, arbitrarie o meno probabili, su argomenti di: chimica; cultura generale e ragionamento logico; biologia; fisica e matematica. Sulla base dei programmi di cui all'allegato A, che costituisce parte integrante del presente decreto, vengono predisposti: due (2) quesiti di cultura generale, venti (20) di ragionamento logico, sedici (16) di biologia, sedici (16) di chimica e sei (6) di fisica e matematica.
3. La prova di ammissione ha inizio alle ore 11.00 e per il suo svolgimento è assegnato un tempo di 100 minuti.
4. Le procedure relative allo svolgimento della prova sono indicate nell'allegato 1, parte integrante del presente decreto.

Articolo 5

(Prova di ammissione ai corsi di laurea e di laurea magistrale a ciclo unico, direttamente finalizzati alla formazione di Architetto)

1. La prova di ammissione ai corsi di laurea magistrale a ciclo unico direttamente finalizzati alla formazione di Architetto, alla quale partecipano i candidati comunitari, i candidati non comunitari di cui all'articolo 39, comma 5, del d.l. n. 286/1998 citato in premessa e i candidati non comunitari residenti all'estero, è unica ed è di contenuto identico sul territorio nazionale. Essa è predisposta dal Ministero dell'istruzione, dell'università e della ricerca (MIUR) avvalendosi di soggetti con comprovata competenza in materia, individuati nel rispetto dei principi di imparzialità, trasparenza e riservatezza, tenuti al più rigoroso rispetto del segreto professionale e d'ufficio e di una commissione di esperti, costituita con il decreto ministeriale n. 312/2016 citato in premessa, per la validazione delle domande.
2. La prova di ammissione consiste nella soluzione di sessanta quesiti che presentano cinque opzioni di risposta, di cui il candidato ne deve individuare una soltanto, scartando le conclusioni errate, arbitrarie o meno probabili, su argomenti di: cultura generale e ragionamento logico; storia, disegno e rappresentazione; matematica e fisica. Sulla base dei programmi di cui all'allegato B, che costituisce parte integrante del presente decreto, vengono predisposti: due (2) quesiti di cultura generale, venti (20) di ragionamento logico, sedici (16) di storia, dieci (10) di disegno e rappresentazione: dodici (12) di fisica e matematica.
3. La prova di ammissione ha inizio alle ore 11.00 e per il suo svolgimento è assegnato un tempo di 100 minuti.
4. Le procedure relative allo svolgimento della prova sono indicate nell'allegato n.1, parte integrante del presente decreto.

Articolo 6

(Corsi di laurea e di laurea magistrale a ciclo unico, finalizzati alla formazione di Architetto con didattica prevalentemente erogata in lingua inglese)

1. Nelle università in cui sono attivati corsi di studio organizzati anche in percorsi erogati prevalentemente in lingua inglese e su richiesta delle stesse, la prova è predisposta anche nella suddetta lingua.
2. La prova in inglese può essere svolta dai candidati comunitari, dai candidati non comunitari, di cui all'articolo 39, comma 5, del d.l. n. 286/1998 citato in premessa, e dai candidati non comuni-

tari residenti all'estero che formulino espressa richiesta al momento della presentazione della domanda di partecipazione alla prova.

3. Sono ammessi ai percorsi erogati prevalentemente in lingua inglese i candidati di cui al comma 2 del presente articolo che hanno sostenuto e superato la prova di accesso in lingua inglese, secondo l'ordine del punteggio ottenuto, tenuto conto delle modalità riportate nel bando dell'ateneo.
4. La prova di ammissione ha inizio alle ore 11.00 e per il suo svolgimento è assegnato un tempo di 100 minuti.
5. Le procedure relative allo svolgimento della prova sono indicate nell'allegato 1, parte integrante del presente decreto.

Articolo 7

(Prova di ammissione ai corsi di laurea delle professioni sanitarie)

1. Per l'accesso ai corsi di laurea delle professioni sanitarie, la prova di ammissione è predisposta da ciascuna università ed è identica per l'accesso a tutte le tipologie dei corsi attivati presso il medesimo Ateneo.
2. La prova di ammissione verte sugli argomenti di cui al precedente articolo 2, comma 2, ed è definita sulla base dei programmi di cui all'allegato A, che costituisce parte integrante del presente decreto.
3. La prova di ammissione ha inizio alle ore 11.00 e per il suo svolgimento è assegnato un tempo di 100 minuti.
4. Ciascun ateneo assicura lo svolgimento della prova in conformità ai principi generali di cui all'allegato 1 del presente decreto.
5. Ciascun ateneo è tenuto a definire procedure idonee a consentire ai candidati di esprimere l'ordine di preferenza per i corsi di laurea per la cui ammissione hanno sostenuto la prova.

Articolo 8

(Accademie Militari)

1. Le disposizioni di cui agli articoli 2 e 4 non si applicano ai candidati dell'Accademia Navale di Livorno, dell'Accademia Militare di Modena e della Accademia Aeronautica di Pozzuoli che intendono avvalersi della riserva di posti prevista rispettivamente con le Università di Pisa, Bologna, di Modena-Reggio Emilia e di Napoli "Federico II", tenuto conto che i relativi bandi di concorso, secondo le intese intercorse con il Ministero dell'istruzione, dell'università e della ricerca, prevedono la somministrazione di quesiti a risposta multipla individuati con decreto interdirigenziale del Ministero della Difesa in data 31 dicembre 2015 n. 302/1D e successive modificazioni con riferimento ai programmi previsti dall'allegato A del presente decreto e che, in quanto tali, soddisfano le condizioni per l'accesso ai corsi di laurea magistrale previste dalla normativa che li disciplina.

Articolo 9

(Calendario delle prove di ammissione)

1. La prova di ammissione ai corsi di cui agli articoli 2, 4, 5, 6 e 7 si svolge presso le sedi universitarie secondo il seguente calendario:
   - Medicina e Chirurgia e Odontoiatria e Protesi Dentaria: 6 settembre 2016
   - Medicina Veterinaria: 7 settembre 2016
   - Corsi di laurea e di laurea magistrale a ciclo unico, direttamente finalizzati alla formazione di architetto: 8 settembre 2016
   - Corsi di laurea delle professioni sanitarie: 13 settembre 2016
   - Medicina e Chirurgia in lingua inglese: 14 settembre 2016

Articolo 10

(Graduatorie, Soglia di punteggio minimo e Valutazione delle prove)

1. Nell'ambito dei posti disponibili per le immatricolazioni, sono ammessi ai corsi di laurea e di laurea magistrale, di cui agli articoli 2, 4, 5 e 6 i candidati comunitari e non comunitari di cui all'articolo 39, comma 5, del d.l. n. 286/1998 nonché, nell'ambito della relativa riserva di posti, i candidati non comunitari residenti all'estero, secondo l'ordine decrescente del punteggio ottenuto alla prova.
2. Sono idonei all'ammissione ai corsi di laurea di cui al presente decreto i candidati comunitari e non comunitari di cui all'articolo 239, comma 5, del d.l. n. 286/1998 e i candidati non comunitari residenti all'estero che abbiano ottenuto alla prova un punteggio minimo pari a venti (20) punti. I candidati non idonei non sono inseriti in graduatoria
3. I posti eventualmente non utilizzati nella graduatoria dei cittadini extracomunitari residenti

all'estero non potranno essere utilizzati a beneficio dei cittadini comunitari e non comunitari di cui all'articolo 39, comma 5, del d.l. n. 286/1998.

4. Per la valutazione delle prove di cui agli articoli 2, 4, 5, 6 e 7 sono attribuiti al massimo novanta (90) punti e si tiene conto dei seguenti criteri:
   - 1,5 punti per ogni risposta esatta;
   - meno 0,4 (-0,4) punti per ogni risposta errata;
   - 0 punti per ogni risposta omessa;
5. Per i corsi di cui agli articoli 2, 4, 5 e 6 il Cineca, sulla base del punteggio ottenuto da ciascun candidato calcolato secondo i criteri di cui al comma 4, redige una graduatoria unica nazionale per i candidati comunitari e non comunitari , di cui all'articolo 39, comma 5, del d.l. n. 286/1998, secondo le procedure di cui all'allegato 2, che costituisce parte integrante del presente decreto.
6. La graduatoria per i candidati non comunitari residenti all'estero è definita dalle Università.
7. Per i corsi di cui all'articolo 7 le Università, sulla base del punteggio ottenuto alla prova calcolato secondo i criteri di cui al comma 4, redigono due distinte graduatorie, una per i candidati comunitari e non comunitari 39, comma 5, del d.l. n. 286/1998, e l'altra per i candidati non comunitari residenti all'estero.
8. In caso di parità di punteggio si applicano i seguenti criteri:
   - per la graduatoria dei corsi di laurea magistrale in medicina e chirurgia e in odontoiatria e protesi dentaria e per le graduatorie dei corsi di laurea delle professioni sanitarie, prevale in ordine decrescente il punteggio ottenuto dal candidato nella soluzione, rispettivamente, dei quesiti relativi agli argomenti di ragionamento logico, cultura generale, biologia, chimica, fisica e matematica;
   - per la graduatoria del corso di laurea magistrale in medicina veterinaria prevale in ordine decrescente il punteggio ottenuto dal candidato nella soluzione, rispettivamente, dei quesiti relativi agli argomenti di chimica, ragionamento logico, cultura generale, biologia, fisica e matematica;
   - per la graduatoria dei corsi di laurea e di laurea magistrale a ciclo unico direttamente finalizzati alla formazione di architetto, prevale in ordine decrescente il punteggio ottenuto dal candidato nella soluzione, rispettivamente, dei quesiti relativi agli argomenti di ragionamento logico, cultura generale, storia, disegno e rappresentazione, fisica e matematica.

   In caso di ulteriore parità, prevale il candidato anagraficamente più giovane.
9. La graduatoria dei corsi di cui agli articoli 2, 4, 5 e 6 si chiude con provvedimento ministeriale da emanarsi entro e non oltre la conclusione delle attività didattiche del primo semestre accademico, al fine di consentire agli studenti di raggiungere la frequenza obbligatoria minima per poter sostenere i singoli esami. Gli eventuali posti che alla data della chiusura delle graduatorie dovessero risultare non coperti anche a seguito di rinunce successive all'immatricolazione non vengono riassegnati.
10. La condizione di idoneo non vincitore si riferisce alla sola procedura selettiva in atto: da essa non scaturisce alcun diritto in relazione all'accesso ai corso di cui al presente decreto in anni successivi a quello in cui si è sostenuta la prova.

Articolo 11

(Candidati con disabilità e candidati con diagnosi di DSA)

1. Le prove di cui al presente decreto sono organizzate dagli Atenei tenendo conto delle singole esigenze dei candidati con disabilità, a norma dell'articolo 16 della legge n. 104/1992.
2. I candidati con diagnosi di disturbi specifici di apprendimento (DSA), di cui alla legge n.170/2010 citata in premessa, devono presentare idonea certificazione rilasciata da non più di 3 anni da strutture del SSN o da specialisti e strutture accreditati dallo stesso. A tali candidati è concesso un tempo aggiuntivo pari al 30% in più rispetto a quello definito per le prove dai precedenti articoli 2, 4, 5, 6 e 7.

Articolo 12

(Trasparenza delle fasi del procedimento)

1. I bandi di concorso delle Università sono emanati con Decreto Rettorale entro il termine di 60 giorni prima dello svolgimento delle prove e prevedono le disposizioni atte a garantire la tra-

sparenza di tutte le fasi del procedimento ai sensi della legge n. 241/1990 e successive modificazioni.

2. I bandi di concorso definiscono, altresì, gli adempimenti per l'accertamento dell'identità dei candidati e gli obblighi degli stessi nel corso dello svolgimento delle prove.

Articolo 13

(Informativa ai sensi dell'articolo 13 del Codice in materia di protezione dei dati personali)

1. Ai sensi dell'articolo 13 del decreto legislativo 30 giugno 2003, n. 196, viene predisposta l'informativa, di cui all'allegato 3 che costituisce parte integrante del presente decreto, nella quale vengono esplicitate le finalità e le modalità del trattamento dei dati personali forniti da ciascun candidato. Tale informativa è inserita nel portale Universitaly in modo visibile a ciascun candidato che dovrà prenderne visione all'atto dell'iscrizione alla prova prima del conferimento dei dati personali, secondo le procedure indicate nell'allegato 2 al presente decreto.

Articolo 14

(Posti disponibili)

1. I posti relativi ai corsi di laurea magistrale a ciclo unico di cui agli articoli 2, 3, 4, 5 e 6 destinati ai candidati comunitari e non comunitari residenti in Italia, di cui all'articolo 39, comma 5, del d.l. n.286/1998, sono ripartiti fra le Università secondo la tabella dell'allegato 4 che costituisce parte integrante del presente decreto. Ai candidati stranieri residenti all'estero sono destinati i posti secondo la riserva contenuta nel contingente di cui alle disposizioni interministeriali citate in premessa.

2. Fatto salvo quanto previsto in premessa e fermo restando il contingente minimo dei posti disponibili cui al comma 1, con successivi decreti sarà determinata la programmazione in via definitiva.

Il presente decreto è pubblicato sulla Gazzetta Ufficiale della Repubblica Italiana.

IL MINISTRO

Prof. ssa Stefania Giannini

Allegato n. 1
Prova di ammissione ai corsi di laurea e di laurea magistrale di cui agli articoli 2, 4, 5 e 6

1. Il Ministero dell1struzione, dell'Università e della Ricerca (MIUR) si avvale del CINECA Consorzio Interuniversitario per le procedure di iscrizione online al test. Il CINECA è altresì incaricato della predisposizione dei plichi destinati a ciascun Ateneo, in numero corrispondente alla stima dei partecipanti risultante dalle iscrizioni, aumentata del 5%, contenenti il materiale relativo alle prove di ammissione ai corsi di laurea magistrale a ciclo unico in Medicina e Chirurgia e in Odontoiatria e Protesi Dentaria, in Medicina Veterinaria nonché ai corsi di laurea e di laurea magistrale a ciclo unico direttamente finalizzati alla formazione di Architetto. Il CINECA provvede anche alla stampa di "fogli di istruzione alla compilazione del modulo risposte" in numero pari ai plichi predisposti per ciascun Ateneo, nonché alla pubblicazione di un filmato che viene pubblicato sul sito del MIUR al fine di consentire alle Commissioni d'aula e ai singoli partecipanti adeguata conoscibilità delle modalità e delle fasi della prova di ammissione.

2. È affidato al CINECA l'incarico di determinare il punteggio relativo a ogni modulo delle risposte fornite dai candidati alle prove di ammissione.

3. Gli Atenei provvedono, secondo le indicazioni che verranno comunicate dal MIUR, al ritiro presso la sede del CINECA, alla presenza dei rappresentanti del MIUR, delle scatole sigillate in cui sono contenuti i plichi destinati ai candidati che partecipano alle prove, nonché della scatola (ovvero delle scatole) contenente i "fogli di istruzione alla compilazione del modulo risposte".

4. Ogni scatola contiene:

   a) cinquanta plichi contenenti il materiale di cui al successivo punto 8;

b) una busta contenente cinquantacinque coppie di etichette adesive pretagliate, recanti un codice a barre con il relativo codice alfanumerico, destinate all'abbinamento dell'elaborato con la scheda anagrafica del candidato, secondo la procedura descritta al successivo punto j).

5. A decorrere dall'avvenuta consegna, **ciascuna Università** appronta idonee misure cautelari per la custodia e la sicurezza delle scatole contenenti i plichi, che devono risultare integre all'atto dello svolgimento della prova di ammissione.

6. In ciascuna giornata d'esame, prima dell'inizio della prova, il Presidente della Commissione o il Responsabile d'aula sorteggia quattro studenti fra i candidati presenti in aula e verifica con loro l'integrità delle scatole; provvede quindi all'apertura delle stesse e alla distribuzione dei plichi in relazione al numero dei partecipanti; consegna a ciascun candidato il "foglio di istruzione alla compilazione del modulo risposte", che è messo a disposizione dei candidati prima dell'inizio della prova. Il Presidente della Commissione o Il Responsabile d'aula redige, quindi, una dichiarazione dalia quale risultino l'integrità delle scatole, il numero dei plichi assegnati e il numero dei plichi eventualmente non utilizzati. Tale dichiarazione è sottoscritta anche dai quattro studenti sorteggiati. In ciascuna giornata d'esame il Presidente della Commissione o il Responsabile d'aula redige altresì il verbale d'aula, predisposto secondo il format messo a disposizione dal MIUR.

7. Nel caso in cui uno o più candidati segnalino irregolarità in merito al plico ricevuto, il Presidente della Commissione o il Responsabile d'aula ne verifica l'attendibilità e, se necessario, provvede alla sostituzione del plico. Detta operazione deve risultare dal verbale d'aula unitamente alle relative motivazioni. I plichi sostituiti non sono da considerare materiale di scarto, ma devono essere restituiti nella stessa giornata d'esame unitamente al materiale descritto al successivo punto 11.

8. Ogni plico contiene:
    a) una scheda anagrafica priva di qualsivoglia codice di identificazione;
    b) i quesiti relativi alla prova di ammissione, recanti il codice identificativo del plico;
    c) un modulo risposte dotato dello stesso codice identificativo del plico;
    d) un foglio sul quale sono apposti il codice identificativo del plico nonché l'indicazione dell'Ateneo e del corso di laurea cui si riferisce la prova.

La sostituzione che si dovesse rendere necessaria nel corso della prova anche di uno solo dei documenti indicati ai punti b) e c) comporta la sostituzione integrale del plico, in quanto tali documenti sono contraddistinti dal medesimo codice identificativo del plico. Eventuali correzioni o segni apportati dal candidato sulla scheda anagrafica non comportano la sostituzione della stessa. Alla sostituzione della scheda anagrafica si provvede solo laddove i segni o le correzioni apportati dal candidato comportino una obiettiva difficoltà di identificazione del candidato: in quel caso la commissione sostituisce la scheda anagrafica prendendola da uno dei plichi di riserva e dell'operazione dà atto nel verbale d'aula. La sostituzione della scheda anagrafica non comporta mai in ogni caso la sostituzione dell'intero plico.

9. I bandi di concorso predisposti dagli Atenei devono indicare che:
    a) A decorrere dal 4 luglio al 26 luglio 2016 i candidati si iscrivono alla prova di ammissione esclusivamente attraverso la procedura presente nel portale Universitaly (www.universitaly.it). Il pagamento del contributo di partecipazione al test avviene secondo le modalità previste dall'Ateneo in cui si sostiene la prova. Il pagamento non accompagnato dalla ricevuta di iscrizione antine non dà diritto alla partecipazione alla prova.
    b) La sede indicata dal candidato come prima preferenza di assegnazione è quella in cui dovrà essere sostenuta la prova. Non sono ammesse deroghe sulla sede di svolgimento della prova.
    c) L'immatricolazione ai corsi di laurea di cui al presente decreto è disposta in rela-

zione alla collocazione nella graduatoria di merito che viene redatta tenuto conto dei posti definiti in sede di programmazione per ciascuno dei corsi di laurea e delle opzioni espresse dai candidati.

d) I candidati, in caso di utilizzo di più aule, vengono distribuiti per età anagrafica, eccezione fatta per i gemelli.

e) Per la compilazione del modulo risposte deve essere utilizzata una penna nera data in dotazione dall'Ateneo.

f) È fatto divieto di introdurre nelle aule telefoni cellulari, palmari, smartphone o di altra strumentazione similare, nonché di manuali, testi scolastici, appunti manoscritti e materiale di consultazione.

g) Lo studente deve obbligatoriamente compilare la scheda anagrafica e sottoscriverla unitamente alla dichiarazione di corrispondenza dei dati di cui alla lettera j) al momento della consegna dell'elaborato.

h) È offerta la possibilità di correggere una e una sola risposta eventualmente già data a un quesito, avendo cura di annerire completamente la casella precedentemente tracciata e scegliendone un'altra: deve risultare in ogni caso un contrassegno in una sola delle cinque caselle perché possa essere attribuito il relativo punteggio.

i) Il modulo risposte prevede, in corrispondenza del numero progressivo di ciascun quesito, una piccola figura circolare che lo studente, per dare certezza della volontà di non rispondere, deve barrare. Tale indicazione, una volta apposta, non è più modificabile; se il candidato non appone alcun segno nelle caselle di risposta, anche se non barra la figura circolare, la risposta è considerata non data.

j) A conclusione della prova, il candidato viene invitato a raggiungere una postazione dedicata, posta a congrua distanza dalla commissione, ove deve scegliere una coppia di etichette adesive ivi presenti. Ciascuna etichetta deve essere applicata, a cura esclusiva del candidato, che deve accertarsi della corrispondenza dei codici alfanumerici presenti sulle etichette della coppia scelta, sul modulo risposte e sulla scheda anagrafica. Il candidato deve quindi sottoscrivere, in calce alla scheda anagrafica, la dichiarazione di veridicità dei dati anagrafici e di corrispondenza dei codici delle etichette applicate alla scheda anagrafica e al modulo risposte. A conclusione di queste operazioni, il candidato deve inserire la scheda anagrafica nel contenitore sigillato presente nella postazione dedicata e recarsi nella postazione della commissione ove inserisce il modulo risposte nel contenitore chiuso ivi predisposto.

I bandi di concorso predisposti dagli Atenei devono altresì precisare che sono causa di annullamento della prova:

1) lo svolgimento della prova in un'aula d'esame diversa da quella nei cui elenchi d'aula il candidato è iscritto, a meno che la variazione sia stata autorizzata dalla commissione d'esame e di tanto sia dato atto a verbale;

2) l'introduzione in aula, da parte del candidato, di telefoni cellulari, palmari, smartphone o di altra strumentazione similare, nonché di manuali, testi scolastici, appunti manoscritti e materiale di consultazione;

3) l'apposizione sul modulo risposte della firma ovvero di contrassegni del candidato o di un componente della Commissione;

4) a mancata sottoscrizione in calce alla scheda anagrafica della dichiarazione di veridicità dei dati anagrafici e di corrispondenza dei codici delle etichette applicate. L'annullamento della prova è disposto dalla Commissione. Nei casi di cui ai numeri 1), 2) e 3) il CINECA non determina il punteggio della prova annullata. Nel caso di cui al numero 4) il CINECA non provvede all'abbinamento del modulo risposte e della scheda anagrafica relativi alla prova annullata.

10. Al termine della prova, il Presidente della Commissione o il Responsabile d'aula provvede a:

a) inserire tutti i moduli risposte in uno o più contenitori che devono essere chiusi alla presenza degli stessi candidati chiamati a verificare l'integrità delle scatole ovvero, in caso di sopravvenuta impossibilità di costoro, in presenza di altri quattro candidati estratti a sorte;

b) inserire tutte le schede anagrafiche in no o più contenitori che devono essere chiusi alla presenza degli stessi candidati chiamati a verificare l'integrità delle scatole o comunque di altri quattro candidati estratti a sorte;

c) apporre una firma sui lembi di chiusura del ovvero dei contenitori;

d) invitare i quattro studenti ad apporre la firma sugli stessi lembi;

e) confezionare altri contenitori in cui devono essere racchiusi i plichi oggetto di sostituzione, i plichi dai quali siano state prelevate le schede anagrafiche per la sostituzione, la dichiarazione di cui al punto 6 e la copia del o dei verbali d'aula, munita degli elenchi d'aula dei candidati.

Al momento della consegna dei moduli risposta, il Presidente della Commissione o il responsabile d'aula, in presenza di ciascun candidato, deve trattenere, perché sia conservato dall'Università, sia ai fini della formulazione della graduatoria finale di merito sia per ogni eventuale futura richiesta di accesso agli atti, il seguente materiale:

1) i fogli in cui sono stampati i quesiti relativi alla prova;

2) la scheda anagrafica;

3) il foglio di controllo del plico.

Il suddetto materiale deve essere conservato dall'Università per cinque anni dallo svolgimento della prova.

11. Nella stessa giornata dello svolgimento della prova di ammissione ogni Università, a cura del responsabile amministrativo, consegna presso la sede del CINECA ai rappresentanti del MIUR il materiale di cui al punto 10, lettera a) e quello di cui alla lettera e). Le Università con sede nelle Isole, tenuto conto delle oggettive difficoltà connesse alle vie di trasporto, sono autorizzate alla consegna del materiale sopra indicato entro le 24 ore successive alla conclusione di ogni singola prova di ammissione.

12. Il responsabile del procedimento ovvero il suo delegato di ciascuna Università assiste alle operazioni di scansione e di conteggio dei moduli risposte presso la sede del CINECA e provvede al loro ritiro al termine delle operazioni di determinazione del punteggio degli elaborati, in modo che tutti i documenti relativi al singolo candidato siano conservati agli atti dell'Università.

13. Presso il CINECA, l'Ufficio competente del MIUR autorizza il predetto Consorzio, previa verifica del rispetto delle procedure previste nel presente decreto, alla determinazione del punteggio di ciascun candidato.

14. Il MIUR, tramite il CINECA, pubblica sul sito http://accessoprogrammato.it, nel rispetto delle norme per la protezione sui dati personali, esclusivamente il punteggio in ordine di codice etichetta. Tali dati restano disponibili sul sito pubblico fino alla conclusione delle procedure.

15. Gli Atenei inviano al CINECA, in modalità telematica e attraverso un sito riservato, i dati anagrafici dei singoli candidati associati ai relativi codici etichetta. Gli Atenei inviano altresì, con la stessa modalità, le immagini delle schede anagrafiche secondo le specifiche tecniche che verranno successivamente comunicate.

16. Il MIUR autorizza il CINECA alla trasmissione telematica, attraverso il sito riservato, dei ile relativi ai punteggi ottenuti dai candidati. Dopo l'associazione delle schede anagrafiche ai moduli risposta, i candidati, attraverso il portale Universitaly, possono accedere a un'area riservata dello stesso sito per visualizzare, unitamente ai propri punteggi, le immagini del proprio elaborato e della scheda anagrafica. Le immagini dell'elaborato e della scheda anagrafica potranno altresì essere acquisite dal candidato interessato tramite download.

Allegato n. 2
Procedure per l'iscrizione, l'accesso ai risultati e lo scorrimento della graduatoria

1. Ciascun candidato deve presentare la richiesta di partecipazione alla prova di ammissione ai corsi di laurea e di laurea magistrale di cui agli articoli 2, 4, 5 e 6 del presente decreto esclusivamente in modalità antine attraverso il portale Universitaly (www.universitaly.it). L'iscrizione online è attiva dal giorno 4 luglio 2016 e si chiude inderogabilmente alle ore 15:00 (GMT + 1) del giorno 26 luglio 2016. Il perfezionamento dell'iscrizione avviene a seguito del pagamento del contributo per la partecipazione al test secondo le procedure indicate dall'Università in cui il candidato sostiene la prova. Tali procedure devono in ogni caso concludersi entro il 29 luglio 2016.
   Ai fini della definizione degli aventi diritto alla partecipazione alle prove, le Università inviano entro e non oltre il 5 agosto 2016 al CINECA, tramite il sito riservato, l'elenco degli studenti che anno perfezionato l'iscrizione alla prova attraverso il pagamento del relativo contributo.
2. Al momento dell'iscrizione antine alla prova, il candidato, dopo la registrazione sul portale Universitaly, presa visione dell'informativa sulle finalità e le modalità del trattamento dei dati personali, attraverso l'apposita procedura informatica fornisce le seguenti informazioni (tutti i dati contrassegnati da asterisco sono obbligatori):
   Cognome *
   Nome *
   Paese di nascita *
   Provincia di nascita *
   Città di nascita *
   Data di nascita *
   Sesso *
   Cittadinanza *
   Codice Fiscale *
   e-mail *
   Tipo documento* Numero Documento * Rilasciato da * Valido dal < ... > al < ... >*
   Residenza: Paese * Provincia * Località * C.A.P. * Indirizzo *
   Telefono cellulare (a)
   L'informazione di cui alla nota (a) deve essere inserita solo in caso di assenza di indirizzo e-mail esclusivamente al fine di fornire comunicazioni inerenti le procedure di selezione. Tali informazioni sono utilizzate esclusivamente per tutte le attività connesse alla selezione per l'accesso ai corsi di laurea e di laurea magistrale per cui il candidato ha presentato la domanda e alla successiva immatricolazione. Tutte le informazioni restano conservate per cinque anni dal momento dell'iscrizione online del candidato. Tutte le comunicazioni relative alla prova verranno inviate all'indirizzo e-mail indicato all'atto di iscrizione alla prova. È cura del candidato verificarle e comunicare tempestivamente eventuali variazioni dell'indirizzo e-mail.
3. All'atto dell'iscrizione alla prova il candidato deve contestualmente indicare, in ordine di preferenza, le sedi per cui intende concorrere. Tali preferenze sono irrevocabili e non integrabili dopo le ore 15:00 (GMT + 1) del 26 luglio 2016. Farà fede in ogni caso l'ultima "conferma" espressa dal candidato entro tale termine. Per prima preferenza utile si intende, nell'ordine delle preferenze indicate, l'opzione migliore relativa alla sede e al corso in cui il candidato, in base al punteggio ottenuto e al numero dei posti disponibili, risulta immatricolabile. Il candidato è in ogni caso obbligato a sostenere il test nella sede indicata come "prima scelta".
4. Nei giorni di seguito indicati il CINECA, per conto del MIUR, pubblica esclusivamente il punteggio ottenuto dai candidati secondo il codice etichetta sul sito http://accessoprogrammato.miur.it , nel rispetto delle norme per la protezione dei dati personali.
   Corso di laurea / Data pubblicazione punteggi della prova
   Medicina e Chirurgia - Odontoiatria e Protesi Dentaria / 20 settembre 2016
   Medicina Veterinaria / 21 settembre 2016
   Corsi di laurea e di laurea magistrale direttamente finalizzati alla formazione di Architetto / 22 settembre 2016
   Tali dati restano disponibili nell'area riservata ai candidati fino alla conclusione delle procedure.

5. A partire dal giorno successivo la data di pubblicazione dei risultati della prova ed entro 5 giorni lavorativi, i responsabili del procedimento delle Università inviano al CINECA, attraverso un sito web riservato realizzato per esse dallo stesso Consorzio quale unico mezzo di comunicazione, i dati identificativi di ogni studente tratti dalla scheda anagrafica e la scansione delle singole schede anagrafiche in formato pdf. Delle predette operazioni è redatto analitico verbale che gli Atenei dovranno rendere disponibile al MIUR sul sito web riservato.
6. Il giorno 29 settembre 2016 sulla propria pagina riservata del portale Universitaly i candidati possono prendere visione del proprio elaborato, del proprio punteggio e della propria scheda anagrafica.
7. Il giorno 4 ottobre 2016 viene pubblicata, nell'area riservata agli studenti del portale Universitaly, la graduatoria nazionale di merito nominativa.
8. Il candidato che a ogni scorrimento di graduatoria:
    a) rientra nei posti disponibili relativi alla prima preferenza utile risulta ASSEGNATO ed è tenuto a immatricolarsi presso la sede e il corso cui è assegnato entro i termini stabiliti al punto 10. In caso di mancato rispetto dei termini, il candidato decade dal diritto all'immatricolazione e non assume rilevanza alcuna la motivazione giustificativa del ritardo;
    b) non rientra nei posti disponibili relativi alla prima preferenza utile risulta PRENOTATO su una scelta successiva. In tal caso il candidato può immatricolarsi nella sede e nel corso nei termini stabiliti al punto 10 ovvero attendere che, a conclusione delle immatricolazioni di coloro che lo precedono in graduatoria, nello scorrimento successivo si rendano eventualmente disponibili dei posti sulle preferenze migliori indicate. Qualora il candidato si immatricoli nella sede in cui è prenotato, si annullano automaticamente tutte le altre preferenze espresse.
9. Il giorno 4 ottobre 2016, in relazione alla graduatoria di merito e al numero dei posti disponibili presso le Università, sull'area riservata agli studenti sono pubblicati i nominativi di coloro che risultano ASSEGNATI o PRENOTATI al corso e alla sede indicata come prima preferenza utile e viene fornito a ciascun Ateneo l'elenco di tali candidati.
10. Il funzionamento e lo scorrimento delle graduatorie di ciascuno dei corsi di laurea di cui al presente decreto ai fini dell'immatricolazione avviene secondo le seguenti fasi e regole:
    a) Il giorno 4 ottobre 2016 sono pubblicate sul sito riservato le graduatorie nominative di ciascun corso di laurea con l'indicazione per ogni candidato del punteggio ottenuto, della posizione in graduatoria e della sede universitaria in cui lo stesso è collocato come "assegnato" ovvero tenendo conto della posizione in graduatoria di tutti i candidati che lo precedono e delle relative preferenze di sede se "prenotato" ovvero "in attesa";
    b) I candidati ASSEGNATI devono provvedere all'immatricolazione presso gli Atenei secondo le procedure amministrative proprie di ciascuna sede universitaria. I candidati PRENOTATI possono provvedere all'immatricolazione presso gli Atenei secondo le procedure amministrative proprie di ciascuna sede universitaria. Al fine di consentire l'adeguata gestione della graduatoria nazionale, è in ogni caso stabilito, sia per i candidati ASSEGNATI sia per i candidati PRENOTATI che esercitino tale possibilità con riferimento allo specifico scorrimento, un termine massimo di 4 giorni per l'immatricolazione, incluso il giorno di scorrimento della graduatoria ed esclusi il sabato e i festivi. La mancata immatricolazione dei candidati ASSEGNATI comporta la rinuncia alla stessa se non esercitata nel predetto termine di 4 giorni. I candidati PRENOTATI che non esercitano tale possibilità non decadono dalla stessa.
    c) Entro 5 giorni dal termine di cui alla lettera a), e comunque entro le ore 12:00 del quinto giorno successivo a ciascuno scorrimento, esclusi i sabati e i festivi, ogni Università, mediante il proprio sito

riservato, comunica al CINECA i nominativi degli studenti immatricolati.

d) Entro 5 giorni dal termine di cui alla lettera a), e comunque entro le ore 12:00 del quinto giorno successivo a ciascuno scorrimento, esclusi i sabati e i festivi, tutti i candidati, fatta eccezione per gli immatricolati e i rinunciatari, devono manifestare la conferma di interesse all'immatricolazione nell'area riservata del sito Universitaly. In assenza di conferma il candidato decade dalle graduatorie nazionali in cui è inserito e non conserva alcun diritto all'immatricolazione. Non assume alcuna rilevanza la motivazione giustificativa della mancata conferma.

e) Il giorno Il ottobre 2016, il CINECA, ricevute le comunicazioni di cui alla lettera c), procede, in relazione alla posizione di merito e alle preferenze espresse, alla pubblicazione del nuovo scorrimento della graduatoria con le procedure indicate nelle lettere b), c) e d).

f) I successivi scorri menti delle graduatorie replicano le procedure e le tempistiche indicate nelle lettere b), c) e d) fino al provvedimento ministeriale di chiusura delle graduatorie.

11. Agli Atenei è consentito di procedere all'iscrizione dei candidati collocati in posizione utile in graduatoria ad anni successivi al primo esclusivamente a seguito del riconoscimento dei relativi crediti, nonché previo accertamento della documentata disponibilità di posti presso l'Ateneo per l'anno di corso in cui richiedono l'iscrizione, rispetto ai posti attribuiti all'interno della rispettiva coorte di studenti nelle precedenti programmazioni. Tali procedure, al pari delle rinunce successive all'immatricolazione, comportano lo scorrimento della graduatoria ad esclusivo beneficio degli studenti che non risultano immatricolati ma che sono in posizione utile solo se comunicate fino a quando sono ancora presenti posti disponibili sul corso del singolo Ateneo. Eventuali ulteriori richieste di passaggio o le rinunce successive alla copertura di tutti i posti del corso non determinano nuovi scorri menti di graduatoria.

12. Le iscrizioni ad anni successivi al primo, a seguito delle procedure di riconoscimento crediti da parte dell'Ateneo di destinazione, possono avvenire esclusivamente nel limite dei posti resi si disponibili a seguito di rinunce, trasferimenti, abbandoni nell'anno di corso di riferimento, in relazione ai posti a suo tempo definiti nei decreti annuali di programmazione. Ai fini di cui ai punti 11 e 12 non è richiesto il superamento della prova di ammissione esclusivamente a coloro che sono già iscritti ai medesimi corsi di laurea magistrale a ciclo unico in altra sede universitaria italiana ovvero comunitaria ovvero extracomunitaria.

13. Gli Atenei devono prevedere, nei loro bandi, che l'iscrizione ad anni successivi al primo di uno studente proveniente da un Ateneo comunitario ovvero extracomunitario è sempre subordinata all'accertamento, da parte dell'Università italiana di destinazione, del percorso formativo compiuto dallo studente che richiede il trasferimento, con segnato riguardo alle peculiarità del corso di laurea, agli esami sostenuti, agli studi teorici compiuti e alle esperienze pratiche acquisite nell'Ateneo di provenienza nonché all'ineludibile limite del numero di posti disponibili assegnato all'Università stessa per ciascun anno di corso in sede di programmazione annuale. A tal fine, per ciascuno dei corsi di cui al presente decreto gli Atenei specificano analiticamente nei loro bandi sia i criteri per il riconoscimento dei crediti acquisiti nell'Ateneo estero e per la valutazione delle equipollenze sia il numero di posti disponibili per il trasferimento a ciascun anno successivo al primo.

Allegato n. 3
Informativa ai sensi dell'articolo 13 del D.Lgs. 30 giugno 2003, n. 196 ("Codice in materia di protezione dei dati personali")

1. Finalità del trattamento.

Il trattamento dei dati personali richiesti, effettuato ai sensi del decreto del Ministro dell1struzione, dell'Università e della Ricerca 7 dicembre 2006, n. 305, tenuto conto della legge 5 febbraio 1992, n. 104 e della legge 8 ottobre 2010, n. 170, è finalizzato alla selezione per l'accesso ai corsi laurea magistrale a ciclo unico in Medicina e Chirurgia, Odontoiatria e Protesi Dentaria, Medicina Veterinaria e ai corsi di laurea e di laurea magistrale a ciclo unico direttamente finalizzati alla formazione di Architetto, alla determinazione del punteggio, corrispondente a ciascun codice etichetta, conseguito dai candidati nelle prove di ammissione e alla immatricolazione ai ridetti corsi di laurea.

Le prove di ammissione sono previste dall'articolo 4, comma l, della legge 2 agosto 1999, n. 264, recante "Norme in materia di accessi ai corsi universitari", che all'articolo l, comma l, lettera a) stabilisce quali siano i corsi soggetti alla programmazione nazionale per le relative immatricolazioni.

2. Modalità del trattamento e soggetti interessati.

   Il trattamento dei dati personali, forniti anche nell'ambito delle procedure di iscrizione antine alla prova, per conto del Ministero dell'Istruzione, dell'Università e della Ricerca (MIUR) - Direzione Generale per lo studente, lo sviluppo e l'internazionalizzazione della formazione superiore - è curato, in base ad una procedura informatizzata, dal CINECA Consorzio interuniversitario, nella persona del Direttore e da unità designate dallo stesso Direttore tra il personale del medesimo Consorzio. I soggetti indicati ricevono dai responsabili delle Università, alla presenza di rappresentanti del MIUR, gli elaborati dei candidati contrassegnati da un codice identificativo univoco (codice etichetta).

   Il CINECA, attraverso un sito web riservato, realizzato per ciascun Ateneo dallo stesso Consorzio, riceve dai responsabili del procedimento di ciascuna Università, designati dai Rettori, i dati personali degli studenti risultanti dalla scheda anagrafica, ovvero il nome, il cognome, il luogo e la data di nascita e il codice identificativo della prova (codice etichetta).

   Il CINECA pubblica nell'area riservata del sito http://accessoprogrammato.miur.it, nel rispetto della vigente normativa in materia di protezione dei dati personali, esclusivamente il punteggio ottenuto dai candidati secondo il codice etichetta.

   Le fasi successive a tale pubblicazione, ivi compresa la pubblicazione della graduatoria nominativa, possono essere seguite dai candidati accedendo all'area riservata dello stesso sito attraverso l'utilizzo delle credenziali loro assegnate all'atto di iscrizione al portale Universitaly.

3. Natura del conferimento dei dati e conseguenze di un eventuale rifiuto.

   Il conferimento dei dati personali, salvo quanto previsto al punto 2 dell'Allegato 2, è obbligatorio per l'attribuzione del punteggio e della posizione in graduatoria con eventuale assegnazione presso una delle sedi prescelte ai fini della immatricolazione da parte degli Atenei. Tali informazioni sono utilizzate esclusivamente per tutte le attività connesse alla selezione per l'accesso ai corsi di laurea e di laurea magistrale di riferimento e alla successiva immatricolazione. La mancata acquisizione dei dati comporta l'esclusione dalla graduatoria.

4. Titolare del trattamento dei dati.

   È titolare del trattamento dei dati, in relazione alla determinazione del punteggio conseguito, corrispondente a ciascun codice identificativo della prova il Ministero dell'Istruzione, dell'Università e della Ricerca - Direzione Generale per lo studente, lo sviluppo e l'internazionalizzazione della formazione superiore - cui ci si può rivolgere per esercitare i diritti di cui all'art. 7 del D.Lgs. n. 196/2003.

5. Responsabile del trattamento dei dati.

   Sono responsabili del trattamento dei dati il CINECA e le Università sede di svolgimento delle prove, designati dal Titolare del trattamento dei dati, ai sensi dell'art. 29 D.Lgs. n. 196/2003.

   Sono incaricati del trattamento dei dati le unità di personale del CII\IECA designate dal Direttore del Consorzio stesso e le unità di personale delle Università da queste designate.

6. Rinvio all'art. 7 D.Lgs. n. 196/2003 (Diritto di accesso ai dati personali ed altri diritti)

   1. L'interessato ha diritto di ottenere la conferma dell'esistenza o meno di dati personali che lo riguardano, anche se non ancora registrati, e la loro comunicazione in forma intelligibile.
   2. L'interessato ha diritto di ottenere l'indicazione:

   a) dell'origine dei dati personali;
   b) delle finalità e modalità del trattamento;

c) della logica applicata in caso di trattamento effettuato con l'ausilio di strumenti elettronici;

d) degli estremi identificativi del titolare, dei responsabili e del rappresentante designato ai sensi dell'articolo S, comma 2;

e) dei soggetti o delle categorie di soggetti ai quali i dati personali possono essere comunicati o che possono venirne a conoscenza in qualità di rappresentante designato nel territorio dello Stato, di responsabili o incaricati.

3. L'interessato ha diritto di ottenere:

a) l'aggiornamento, la rettificazione ovvero, quando vi ha interesse, l'integrazione dei dati;

b) la cancellazione, la trasformazione in forma anonima o il blocco dei dati trattati in violazione di legge, compresi quelli di cui non è necessaria la conservazione in relazione agli scopi per i quali i dati sono stati raccolti o successivamente trattati;

c) l'attestazione che le operazioni di cui alle lettere a) e b) sono state portate a conoscenza, anche per quanto riguarda il loro contenuto, di coloro ai quali i dati sono stati comunicati o diffusi, eccettuato il caso in cui tale adempimento si rivela impossibile o comporta un impiego di mezzi manifestamente sproporzionato rispetto al diritto tutelato.

4. L'interessato ha diritto di opporsi, in tutto o in parte:

a) per motivi legittimi al trattamento dei dati personali che lo riguardano, ancorché pertinenti allo scopo della raccolta;

b) al trattamento di dati personali che lo riguardano a fini di invio di materiale pubblicitario o di vendita diretta o per il compimento di ricerche di mercato o di comunicazione commerciale.

Allegato A

Programmi relativi ai quesiti delle prove di ammissione ai corsi di laurea magistrale in Medicina e Chirurgia, in Odontoiatria e Protesi Dentaria, in Medicina Veterinaria e ai corsi di laurea delle professioni sanitarie

Per l'ammissione ai corsi è richiesto il possesso di una cultura generale, con particolari attinenze all'ambito letterario, storico- filosofico, sociale ed istituzionale, nonché della capacità di analisi su testi scritti di vario genere e da attitudini al ragionamento logico-matematico. Peraltro, le conoscenze e le abilità richieste fanno comunque riferimento alla preparazione promossa dalle istituzioni scolastiche che organizzano attività educative e didattiche coerenti con i Programmi Ministeriali, soprattutto in vista degli Esami di Stato e che si riferiscono anche alle discipline scientifiche della Biologia, della Chimica, della Fisica e della Matematica.

Cultura generale e ragionamento logico

Accertamento delle capacità di usare correttamente la lingua italiana e di completare logicamente un ragionamento, in modo coerente con le premesse, che vengono enunciate in forma simbolica o verbale attraverso quesiti a scelta multipla formulati anche con brevi proposizioni, scartando le conclusioni errate, arbitrarie o meno probabili.
I quesiti verteranno su testi di saggistica scientifica o narrativa di autori classici o contemporanei, oppure su testi di attualità comparsi su quotidiani o su riviste generalistiche o specialistiche; verteranno altresì su casi o problemi, anche di natura astratta, la cui soluzione richiede l'adozione di forme diverse di ragionamento logico.
Quesiti relativi alle conoscenze di cultura generale, affrontati nel corso degli studi, completano questo ambito valutativo.

Biologia

La Chimica dei viventi. L'importanza biologica delle interazioni deboli. Le molecole organiche presenti negli organismi e rispettive funzioni. Il ruolo degli enzimi. La cellula come base della vita. Teoria cellulare. Dimensioni cellulari. La cellula procariotica ed eucariotica, animale e vegetale. I virus. La membrana cellulare: struttura e funzioni -il trasporto attraverso la membrana.

Le strutture cellulari e loro specifiche funzioni. Ciclo cellulare e riproduzione cellulare: mitosi e meiosi -corredo cromosomico e mappe cromosomiche.

Bioenergetica. La valuta energetica delle cellule: l'ATP. Reazioni di ossidoriduzione nei viventi. I processi energetici: fotosintesi, glicolisi, respirazione aerobica e fermentazione. Riproduzione ed Ereditarietà. Cicli vitali. Riproduzione sessuata ed asessuata. Genetica Mendeliana: le leggi di Mendel e loro applicazioni. Genetica classica: teoria cromosomica dell'ereditarietà -modelli di ereditarietà. Genetica molecolare: struttura e duplicazione del DNA, il codice genetico, la sintesi proteica. Il DNA dei procarioti. La struttura del cromosoma eucariotico. I geni e la regolazione dell'espressione genica. Genetica umana: trasmissione dei caratteri mono-e polifattoriali; malattie ereditarie autosomiche e legate al cromosoma X. Le biotecnologie: la tecnologia del DNA ricombinante e le sue applicazioni. Ereditarietà e ambiente. Mutazioni. Selezione naturale e artificiale. Le teorie evolutive. Le basi genetiche dell'evoluzione. Anatomia e Fisiologia degli animali e dell'uomo. I tessuti animali. Anatomia e fisiologia di sistemi ed apparati nell'uomo e relative interazioni. Omeostasi.

Chimica

La costituzione della materia: gli stati di aggregazione della materia; sistemi eterogenei e sistemi omogenei; composti ed elementi. Leggi dei gas perfetti. La struttura dell'atomo: particelle elementari; numero atomico e numero di massa, isotopi, struttura elettronica degli atomi dei vari elementi. Il sistema periodico degli elementi: gruppi e periodi; elementi di transizione. Proprietà periodiche degli elementi: raggio atomico, potenziale di ionizzazione, affinità elettronica, carattere metallico. Relazioni tra struttura elettronica, posizione nel sistema periodico e proprietà degli elementi. Il legame chimico: legame ionico, legame covalente e metallico. Energia di legame. Polarità dei legami. Elettronegatività.

Fondamenti di chimica inorganica: nomenclatura e principali proprietà dei composti inorganici: ossidi, idrossidi, acidi, sali.

Le reazioni chimiche e la stechiometria: massa atomica e molecolare, numero di Avogadro, concetto di mole e sua applicazione, calcoli stechiometrici elementari, bilanciamento di semplici reazioni, i differenti tipi di reazione chimica. Le soluzioni: proprietà solventi dell'acqua, solubilità, i principali modi di esprimere la concentrazione delle soluzioni. Equilibri in soluzione acquosa. Elementi di cinetica chimica e catalisi. Ossidazione e riduzione: numero di ossidazione, concetto di ossidante e riducente. Bilanciamento di semplici reazioni. Acidi e basi: il concetto di acido e di base. Acidità, neutralità e basicità delle soluzioni acquose. Il pH. Idrolisi. Soluzioni tampone. Fondamenti di chimica organica: legami tra atomi di carbonio, formule grezze e di struttura, concetto di isomeria. Idrocarburi alifatici, aliciclici e aromatici. Gruppi funzionali: alcoli, eteri, ammine, aldeidi, chetoni, acidi carbossilici, esteri, ammidi. Elementi di nomenclatura.

Fisica

Le misure: misure dirette e indirette, grandezze fondamentali e derivate, dimensioni fisiche delle grandezze, conoscenza del sistema metrico decimale e dei Sistemi di Unità di Misura CGS, Tecnico (o Pratico) (ST) e Internazionale (SI), delle unità di misura (nomi e relazioni tra unità fondamentali e derivate), multipli e sottomultipli (nomi e valori). Cinematica: grandezze cinematiche, moti vari con particolare riguardo a moto rettilineo uniforme e uniformemente accelerato; moto circolare uniforme; moto armonico (per tutti i moti: definizione e relazioni tra le grandezze cinematiche connesse). Dinamica: vettori e operazioni sui vettori. Forze, momenti delle forze rispetto a un punto. Composizione vettoriale delle forze. Definizioni di massa e peso. Accelerazione di gravità. Densità e peso specifico. Legge di gravitazione universale, 1°, 2° e 3° principio della dinamica. Lavoro, energia cinetica, energie potenziali. Principio di conservazione dell'energia. Impulso e quantità di moto. Principio di conservazione della quantità di moto. Meccanica dei fluidi: pressione, e sue unità di misura (non solo nel sistema SI). Principio di Archimede. Principio di Pascal. Legge di Stevino. Termologia, termodinamica: termometria e calorimetria. Calore specifico, capacità termica. Meccanismi di propagazione del calore. Cambiamenti di stato e calori latenti. Leggi dei gas perfetti. Primo e secondo principio della termodinamica. Elettrostatica e elettrodinamica: legge di Coulomb. Campo e potenziale elettrico. Costante dielettrica. Condensatori. Condensatori in serie e in parallelo. Corrente continua. Legge di Ohm. Resistenza elettrica e resistività, resistenze elettriche in serie e in parallelo. Lavoro, Potenza, effetto Joule. Generatori. Induzione elettromagnetica e correnti alternate. Effetti delle correnti elettriche (termici, chimici e magnetici).

Matematica

Insiemi numerici e algebra: numeri naturali, interi, razionali, reali. Ordinamento e confronto; ordine di grandezza e notazione scientifica. Operazioni e loro proprietà. Proporzioni e percentuali. Potenze con esponente intero, razionale) e loro proprietà. Radicali e loro proprietà. Logaritmi (in base 10 e in base e) e loro proprietà. Cenni di calcolo combinatorio. Espressioni algebriche, polinomi. Prodotti notevoli, potenza n-esima di un binomio, scomposizione in fattori dei polinomi. Frazioni algebriche. Equazioni e disequazioni algebriche di primo e secondo grado. Sistemi di equazioni. Funzioni: nozioni fondamentali sulle funzioni e loro rappresentazioni grafiche (dominio, codominio, segno, massimi e minimi, crescenza e decrescenza, ecc.). Funzioni elementari: algebriche intere e fratte, esponenziali, logaritmiche, goniometriche. Funzioni composte e funzioni inverse. Equazioni e disequazioni goniometriche. Geometria: poligoni e loro proprietà. Circonferenza e cerchio. Misure di lunghezze, superfici e volumi. Isometrie, similitudini ed equivalenze nel piano. Luoghi geometrici. Misura degli angoli in gradi e radianti. Seno, coseno, tangente di un angolo e loro valori notevoli. Formule goniometriche. Risoluzione dei triangoli. Sistema di riferimento cartesiano nel piano. Distanza di due punti e punto medio di un segmento. Equazione della retta. Condizioni di parallelismo e perpendicolarità. Distanza di un punto da una retta. Equazione della circonferenza, della parabola, dell'iperbole, dell'ellisse e loro rappresentazione nel piano cartesiano. Teorema di Pitagora. Probabilità e statistica: distribuzioni delle frequenze a seconda del tipo di carattere e principali rappresentazioni grafiche. Nozione di esperimento casuale e di evento. Probabilità e frequenza.